WAC BUNKO

「老いない脳」をつくる

浦章一

WAC

「老いない脳」をつくる◉目次

第1章　脳と体を若く保つ10の生活習慣　11

第2章 人は一二〇歳まで生きられるようになる？ 49

第3章　「老いる脳」と「老いない脳」はどこが違うか　73

第４章　体を使えば脳は活性化する　*111*

第5章　年をとっても記憶力を高めることはできる？

第6章　好きなことをすれば脳は力を発揮する　185

第7章　性格とストレス　225

装幀／須川貴弘
プロデュース／荒井敏由紀

第1章

脳と体を若く保つ10の生活習慣

◎老化は個人によって差がある

誰でも年をとれば体の機能は衰えていきます。それが老化で、やむを得ないことです。しかし、いまは老化ということについて、必要以上に悪いこととして受け取られるようです。

「老化」を「成熟」と言い換えたら、かなりマイナスイメージは消えます。ただそうはいっても、昔から「生老病死」といわれるように、人間も含めてすべての生物はやがて死ぬことを免れません。それでも、かつて秦《しん》の始皇帝が不老不死の薬を徐福《じょふく》に命じて探しに行かせ、日本の各地にも立ち寄ったという伝説があるように、財力も権力も手にした人間が最後に望むのは、不老不死なのでしょう。

いま、日本人の平均寿命は男性八〇・九八歳、女性八七・一四歳と、八〇歳以上生きられるようになりました。そして、一〇〇歳以上の高齢者も、六万七千人を突破しました（二〇一七年発表）。

七〇年ほど前の一九四七（昭和二二）年が男性五〇・〇六歳、女性五三・九六歳で、

図表1　平均寿命推移（1990～2016年、日本）

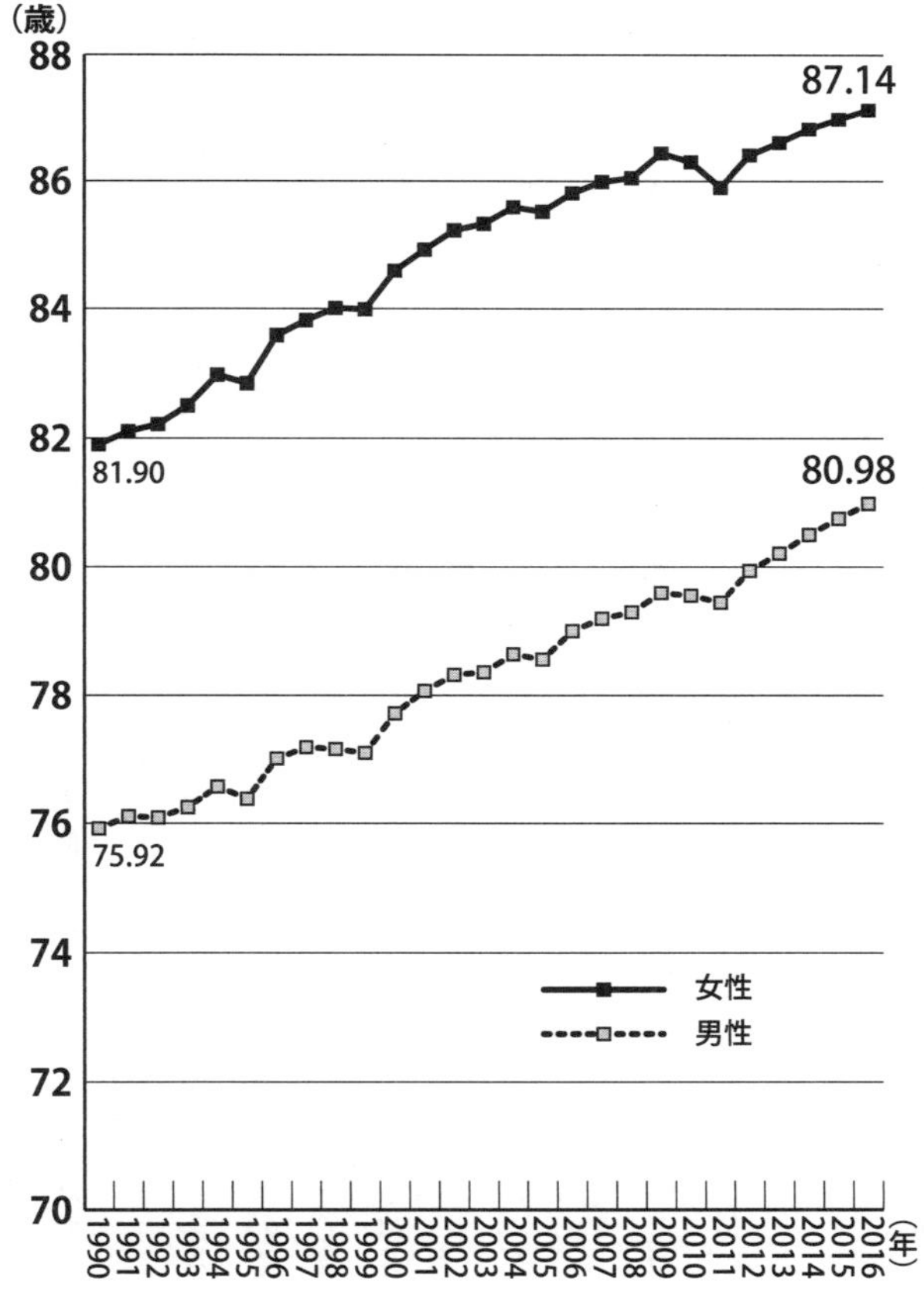

男女ともに七〇歳を超えたのが一九七五（昭和五〇）年ですから、一九四七年は戦争の影響があったとしても、この数十年間で飛躍的に平均寿命が延びてきたことがわかります。

不老不死とは到底いかないとしても、昔から比べれば、ずいぶんと長生きできるようになったものです。そして、みなさんもだいたい平均寿命前後まで生きられるのではないかと漠然と想像していることでしょう。何歳頃まで生きたいかは、人によって違うのでしょうが、いまある程度満足できるような生活を送っているとしたら、体も頭も健康であれば、できるだけ長生きしたいと望むのが、ごく普通でしょう。

つまり、できるだけ体も頭も活発に働く状態で、現役中はもちろんのことリタイア後も、やりたいことができるような充実した人生を送りたいと望んでいることと思います。そのためには、人生の最期まで、できるだけ健康を保っておかなければなりません。不死という不可能なことは望まないとしても、できるだけ「不老」に近づけたい、つまり、老化を遅らせたいのは、中年を過ぎたら、誰でも思うことでしょう。

残念ながら、現在の科学では、「不老」は不可能なことです。年をとるにしたがって、体の機能が衰えていくのは、生物としては必然的なことです。そして、体の機能が老化して衰えるとともに、体の一部である脳も老化して衰えていくことになります。ただし、後でお話しするように、体の他の器官に比べて脳の衰えは遅いのです。

老化はやむを得ないとしても、老化の速度は個人によって差があります。久しぶりに同窓会で小学校の同級生に会うと、下級生と見違えるように活発で若々しい人や、一〇歳上のように顔全体が縮んで見える人がいて、同じ歳とは思えないようです。一部の政治家のように八〇歳を過ぎても第一線で活躍し体も頭もしっかりした人もいれば、六〇代で認知症になったり、体が不自由になったりする人もいます。二〇一七年九月現在、六五歳以上が三五一四万人で人口の二七・七％を占めるまでになり、九〇歳以上も二〇六万人と、一〇〇歳も夢ではありません。誰もが一〇〇歳を超すことができるとは断言できませんが、どのようなことを心掛ければ、頭も体も健康に、そして自立した生活を過ごすことができるのかを、最近の脳科学の研究成果とともに紹介したいと思います。

◎いまのあなたの生活で、何歳まで生きられるでしょう？

脳といっても体の一部で、体から独立しているわけではありません。脳が充分に働くためには、脳だけでなく、体全体が健康で、体力があることが基本です。どこか体の調子が悪いということは、脳に影響を及ぼしますし、脳の調子が悪ければ体にも影響を及ぼします。

健康で体力がないと知的活動も充分にできないのです。そういう意味では、病気があったり、体調が悪ければ、脳もよく機能しないといえます。

あなたの脳の健康度をチェックするには、健康で長生きできる環境であるかどうか、習慣的に体にいいことをしているか、そして遺伝的にも健康な体に恵まれているかどうかなどが指標になります。

以前に学術誌『ネイチャー』に、「あなたが何歳くらいまで生きられるか」を予測するテストが掲載されました。もとの基準はアングロサクソンの平均寿命である七八歳ですが、日本人の男性の平均寿命八一歳に換算して計算してみましょう。男女差については、六歳にしてあります。また年収は日本人の高収入に換算しなおしてあります。

長生きする要素があればプラス、逆であればマイナスで評価して、それらをすべて合計して、八一歳にプラス、マイナスして下さい。いまの段階であなたの寿命が予測できます。あまり深刻にならず、遊び感覚でちょっとやってみてください。

（一）あなたは、いま何歳ですか。三〇～五〇歳なら（＋2）、五一～七〇歳なら（＋4）。
（二）女性なら（＋6）。
（三）二〇〇万人以上の都会に住んでいるなら（－2）、一万人以下の町なら（＋4）。
（四）祖父母の一人が八五歳まで生きていたら（＋2）、二人とも八〇歳を超えるまで生きていたら（＋6）。
（五）両親のどちらかが五〇歳以前に心臓疾患《しんぞうしっかん》で亡くなっているなら（－4）。
（六）兄弟姉妹や両親が五〇歳以下で、がん、心臓疾患、糖尿病になっているなら（－3）。
（七）年収一〇〇〇万円以上を稼いでいる人は（－2）。
（八）大卒は（＋1）、大学院卒は（＋2）。
（九）六五歳以上で、いま働いているなら（＋3）。
（一〇）伴侶《はんりょ》がいるなら（＋5）。
（一一）現在、独身は（－3）。
（一二）独身時代が一〇年以上続いているなら、一〇年ごとに（－3）。ただし、これは二五歳から数えること。

（一三）机上の仕事は（－3）。体を使う仕事は（＋3）。

（一四）週五回、三〇分の運動を続けているなら（＋4）、週二～三回なら（＋2）。

（一五）一日に一〇時間以上寝る人は（－4）。

（一六）性格として、リラックスタイプは（＋3）、緊張タイプは（－3）

（一七）いま幸せと思うなら（＋1）不幸せと思うなら（－2）。

（一八）この一年間に制限速度オーバーでつかまったことがあるなら（－1）。

（一九）一日に一合以上の酒を飲む人は（－1）。

（二〇）一日にタバコ二箱以上は（－8）、一～二箱は（－6）、半分から一箱は（－3）。

（二一）標準体重二〇キロ以上超えているなら（－8）、一〇～二〇キロ超えているなら（－4）、五～一〇キロ超えているなら（－2）。

標準体重は、いくつかの計算法があります。いまの世界的な基準はＢＭＩで、ＢＭＩは体重（kg）÷身長（m）÷身長（m）で計算できます。そして標準体重は、ＢＭＩ22なので、22×身長（単位m）×身長（単位m）で計算できます。たとえば、身長一・七メートルであれば、22×1・7×1・7＝63・58kgが標準体重です。

(二二)あなたが四〇歳を超えた女性のとき、毎年、婦人科医に診てもらっているなら(+2)。

さて、いかがだったでしょうか。ただし、これは、あくまでもひとつの目安にすぎないことをおことわりしておきます。

◎遺伝的に決まる要素

このテストには、「健康で長生きできるかできないか」について、代表的な要素が網羅《もうら》されています。長生きできるということは、基本的に体も健康で、頭もボケず認知症にもならないということです。

このテストの質問事項をもとに、長生きできる要素、長生きできない要素を一つずつ考えてみたいと思います。

長生きできるかできないかは、もって生まれた遺伝的なものとその後の生活環境・生活習慣に分けられます。遺伝的な要素は自分の努力で変えられないことが多いのですが、生活環境・生活習慣は自分で変えられます。

まず、その人がもって生まれた遺伝的な要素から考えてみましょう。

〈遺伝的に長生きできる要素〉

(一)「すでに三〇〜五〇歳、五一〜七〇歳になっていること」は、今まで健康でその年齢に達していることになります。そして、高齢な人ほど平均寿命以上に生きる確率が高いわけです。

(二)「女性であること」は、女性のほうが平均寿命が六歳ほど高いので、それだけプラスということです。

(四)「祖父母が長生きしていること」は、遺伝的に長寿の家系であるということです。

以上の三つの条件は遺伝的に健康に恵まれているかどうかの指標といえます。

〈遺伝的に長生きにマイナスな要素〉

(五)「両親のどちらかが五〇歳以前に心臓疾患で亡くなっている」ことは心臓疾患になりやすい遺伝的な体質が考えられます。

（六）「兄弟姉妹や両親が五〇歳以下で、がん、心臓疾患、糖尿病になっている」は、これらの病気になりやすい体質が考えられるからです。

以上二つの要素が遺伝的に上記のような病気になりやすい条件と考えられます。

遺伝的な要素は以外に少ないことがわかりますね。それでは、生活環境・生活習慣で変わる要素のほうはどうでしょうか。

◎生活環境・生活習慣で決まる要素

〈生活環境・生活習慣として長生きできる要素〉

（三）「一万人以下の町に住んでいること」は、人口の少ない郊外ののんびりした町に住んでいるということで、大都市での暮らしよりもストレスが少ないということなのでしょう。

（八）「大卒、大学院卒であること」は、高学歴の人のほうが生活レベルが一般的に高く、質の高い医療を受けられる環境にあるということなのでしょう。加えて、このような人たちは、より健康的な生活習慣をもつと考えられます。

（九）「六五歳以上で、いま働いている」は、高齢でも社会に出て働いているほうが長生きするというわけです。
これはいろいろな理由が考えられます。その年でも働いているということは健康に恵まれて生きがいもあるということですね。また、働く意欲は生きる意欲も高めることでしょう。

アメリカでは早く悠々自適な生活を送りたいと、アーリーリタイアメントする人が日本などよりも多いのですが、アーリーリタイアメント自体がマイナス要素になるわけではないでしょうが、健康上の理由で仕事を早くやめる人もいると考えられるので、マイナス要素になるのかもしれません。実際に長く働き続けることができる人は、それだけ健康だからといえます。

日本でも、政治家や経営者など（最近は大学でも）老害といわれながらも、高齢になってもなかなかやめない元気な人が多いのですが、傍迷惑《はためいわく》かどうかは別にして、本人の健康にとってはそれがいいのでしょう。

（一〇）「伴侶がいること」が長生きの要素であることは、日本人の男性にも当てはまります。奥さんに先立たれた高齢者の方は後を追うように亡くなりますね。しかし、女性については、夫がなくなってかえってその世話から解放されて元気になる人もいるので、当てはまらないかもしれませんが。

一般にいえるのは、やはり伴侶があることは、身近に話せる人がいるという精神的な支えが大きいでしょう。

(一三)「体を使う仕事」は、日常的に仕事で体を動かしていることで、わざわざ運動をしなくても、運動不足にならないで健康を保てます。もちろん、体を動かすといってもあまりハードな肉体労働などは逆効果でしょうが、適度に動かす仕事がいいというわけです。

(一四)「週二回以上定期的に三〇分の運動を続けること」は、いかに習慣的に運動することが健康にいいかを示しています。運動の大切さについては、第４章で詳しく説明します。

(一六)「性格としてリラックスタイプであること」は、ストレスを受け流せるということです。ストレスを受け流せずに、くよくよしていたら健康に悪いのはいうまでもありません。性格的にはストレスを溜めにくいリラックスタイプが長生きするというわけです。これについては詳しくは第７章でお話しします。

（一七）「いま幸せと思っている」ことは、いまの生活に満足しているということですね。精神的な充足もあるでしょうが、健康を損ねていたら、そんなふうに思えないでしょう。

（二二）「四〇歳を超えた女性で、毎年、婦人科医に診てもらっている」ということは、それだけ健康に注意する生活をしているということです。

〈生活環境・生活習慣としてマイナス要素〉

（三）「二〇〇万人以上の都会に住んでいること」は大きな都市に住んでいることが寿命にマイナス要因になるのは、小都市に住むのがいいのとは逆にストレスが強いということなのでしょう。

（七）「年収一〇〇〇万円以上を稼いでいる人」がマイナス要因になるのはおもしろいところです。これはたくさん稼ぐということは、それだけ仕事をしなければならないので、長時間労働やストレスが多く、車を使いがちで運動不足だからです。また、食生活の面で動脈硬化になりやすいのかもしれません。

ただし、それほど頑張って働かなくても高収入を稼げる人は、逆に長生きできるかもしれませんが。

「独身であること」そして「独身時代が長く続いているほどマイナス」というのも興味深いところです。（一一）と（一二）の

アメリカの調査では、配偶者と死別した人の死亡率は、結婚している人よりも四〇％、離婚または別居した人は二七％、一度も結婚していない人は五八％も高いということが報告されています（二〇〇六年八月に発表された、アメリカのカリフォルニア大学ロサンゼルス校の調査）。これは独身者にとっては、かなり怖い報告ですね。

これはいくつかの要素が考えられます。ひとつには独身者は食事のバランスがとれず、不規則な生活に陥りやすいことです。また、伴侶がいる場合のような会話もなく、孤独になりやすいともいえます。アメリカでは成人した子どもは親から離れて暮らすのが自然ですから、この場合の前提は独身者は一人暮らしと考えていいと思います。

いまの日本では、三〇代でも親元に暮らす独身者も多いのですが、その場合には、独身であることが、それほどマイナス要素にならないかもしれません。日本の場合の問題は非婚化ということで、結婚しない中高年の一人暮らしの人たちが多くなると、日本人の寿命も短くなると考えられます。

（一三）「机上の仕事」は、仕事で体を動かさないで運動不足になることがマイナス要因になります。一日中パソコンを前にする仕事は、運動の問題とともに、パソコン画面を長時間見るということもさらにマイナスになると考えられます。

（一五）「一日に一〇時間以上寝る」といった寝すぎは、体調が悪いことが想像できます。また、ひきこもりの人は睡眠時間が多いものですが、さらに生活が不規則になるうえに、運動不足も重なります。

（一六）「緊張タイプである」は、リラックスタイプとは反対に、ストレスを抱えやすいから、長生きしにくいというわけです。

（一七）「不幸せと思う」ことは、幸せだと思うのと反対にいまの生活に満足していないわけですね。健康状態も満足できないのかもしれませんし、そうでなくても、生きる意欲も低下します。

（一八）「制限速度オーバーでつかまったことがある」ということは、いらいらした欲求不満状態を表わしているのでしょう。あるいは、スリルを求める性格かもしれません。いずれにしても、マイナス要素です。

（一九）「一日に一合以上の酒を飲む」のは、当然アルコールの害が出やすいといえます。後でお話ししますが、アルコールは毎日一合以内であれば、健康のためにもいいというのがいまの定説です。飲み過ぎには気をつけないといけないということです。

（二〇）「喫煙量が多いほどマイナスになる」のは、いまや常識といっていいでしょう。タバコの害については、後で詳しくお話しします。

（二一）「太りすぎ」は、メタボリックシンドロームが問題になっているように、高血圧、動脈硬化《どうみゃくこうか》、心筋梗塞《しんきんこうそく》、糖尿病などの成人病（生活習慣病）を引き起こす原因だからです。そうした病気をもっていたら、マイナスになるのはおわかりでしょう。

◎脳も体も健康で長生きできるかどうかは、一〇の生活習慣で決まる

最初に、このテストについてお話ししたのは、ここに、どうすれば脳にも体にもいい生活を送ることができるかというヒントがほとんど網羅されているからです。

いまのテストを遺伝的な要素と環境・生活要素に分けて、ひとつずつお話ししたことで、遺伝で決まることはかなり少ないこと、そして、生活習慣で大きく変わることがおわかりいただけたと思います。

遺伝的な要素で、男に生まれるか、女に生まれるかのように、生まれつき絶対に自分の力では変えられないこともあります。しかし、家族に心臓疾患やがんになった人がいて、自分もそのような資質をもっていたとしても、生活習慣でそうした病気にならずにすむことは可能です。

脳の働きについても、生まれつきもの覚えがいい人がいるように、遺伝がかかわっていることは確かです。しかし、凡人であっても、レオナルド・ダ・ヴィンチやアインシュタインなどのような天才になることはできないとしても、その使い方次第で、脳はいくらでも力を発揮するようにできるのです。

それはこれからお話ししていくように、体の健康を維持して脳がフルに力を発揮できるような土台を整え、頭を使う生活を習慣にすることで可能になります。

科学的な根拠をもとにして、具体的にどのような生活を心がければいいのかを、誰でもできる一〇の基本を、まず挙げておきましょう。

一、週に二〜三回以上、三〇分は運動をする

運動といっても有酸素《ゆうさんそ》運動と筋力運動がありますが、両方バランスよくしたいもので

す。まずは有酸素運動を習慣づけてください。若くて体力がある方なら、できれば自分のペースでのジョギングがおすすめですが、速歩でも充分です。ジョギングは隣の人と話せる程度がいいですね。健康な人なら五〇代までは、腹筋、背筋などの筋力運動も織り交ぜるようにしてください。

高齢な方は無理は禁物です。軽い農作業や趣味として庭仕事や家庭菜園などをすれば、筋力も使います。有酸素運動として、手軽なのはウォーキングです。できれば毎日三〇分以上は歩くようにしましょう。年齢次第ですが、無理して速く歩かなくても、自分のペースで散歩でいいのです。

有酸素運動や筋力運動が、体にも脳にもいい根拠については、第4章で詳しくお話ししますが、簡単にふれておくと、血流をよくします。体内の血流をよくすることは脳の血流もよくなることにもなり、体の働きも脳の働きも活発にします。さらに血圧を下げ、カロリーも消費するので太りすぎを防ぐことにもなります。定期的に有酸素運動をすることで最大酸素摂取量の維持につながり、酸素を体に送り込む力が維持され、体も脳も若い状態が保たれることにもなるのです。

ただし、その年齢に応じた運動をしなければかえって体を損ねることになりかねません。三〇代までは激しい運動をしても大丈夫でしょうが、四〇歳を過ぎたら、あまり激しい運動をすると、骨を折ったり怪我をしやすくなります。運動不足の三〇～四〇代の方は、とりあえず、速歩でのウォーキングからはじめるのがベストです。

二、食生活のバランスに注意、食べすぎない

食生活のバランスということでは、みなさん関心があって気をつけていると思います。基本的には野菜などをバランスよくとることが大切ですね。

子どもや若い人たちが好きなハンバーガーなどファーストフードの取りすぎが体に悪いことは、いろいろなところで指摘されているのでご存知でしょう。野菜不足によってビタミン、ミネラル、繊維分などが不足します。

また、脂肪や動物性タンパク質の取りすぎを招くことにもなります。肉類に多い飽《ほう》和脂肪酸《わしぼうさん》は血流を悪くし、動脈硬化、脳卒中の原因になります。それに対して魚類に多く含まれる不飽和脂肪酸は血液凝固を阻止し、コレステロールを下げる働きがあります。

動物性タンパク質の取りすぎはコレステロール値を上げ、血管に余分なコレステロールが付着して、血管を硬く、狭くして血流を悪くし、動脈硬化の原因になります。当然、

体だけでなく脳に悪いのです。それに対して、大豆タンパク質は、血中コレステロールを低下させる作用があります。ですから、豆腐、納豆などがいいというわけです。

バランスも大事ですが、もう一つ指摘しておきたいのは、食べすぎないようにすることです。昔から「腹八分目」と、多少もの足りない程度が健康にいいといわれてきました。動物実験では、食事制限をすることで寿命が延びることが報告されています。

さらに最近では、空腹のときに出る消化管ホルモンである「グレリン」が出ると、脳に作用して、脳の働きがよくなるということも報告されています。これらのことについては、第3章で詳しくお話しします。

三、ストレスをうまく受け流し、処理する

ストレスがうつ病などの原因になることはご存知だと思います。それだけでなく、ストレスは体を傷めつけることにもなるのです。人間生きている限り、日々、いろいろなストレスを受けざるを得ません。同じようにストレスを受けても、それほどこたえない人と、いつまでも悩み続けたりする人がいます。うつ病になれば、脳の働きも落ちます。

楽観的で、あまり悩まない人はそれだけトクをしていることになるのでしょうね。問

題なのは、いつまでもくよくよするような、ストレスを抱え続ける人です。性格的には、神経質な人です。これは第7章でお話しするように、ある程度生まれつきのものなので、なかなか変えられない性格です。

しかし、気持ちのもち方や生活習慣で、ストレスをうまく処理することはできるのです。散歩や運動、趣味などで気分転換をはかったり、ある人との関係がストレスのもとになっているのならば、その人となるべく距離をあけるといった方法をとることです。

そうはいっても、実際にはなかなかうまくいかないという方が多いでしょうね。相手を変えることはまずできませんし、自分ではどうにもできない状況というものもあるでしょう。

そんなときは、自分がちょっと変わればいいのではないでしょうか。神経質な人は、人や状況にとらわれすぎて振り回されることでストレスが大きくなるのですから、多少自分勝手に振る舞うといったことも必要です。後で紹介しますが、一〇〇歳の方の調査では、ひとつだけ「長寿の秘訣」を挙げてもらったところ、もっとも多かったのが「ものごとにこだわらない」(一五%)、第三番目が「マイペース・自由気まま」(八%)ということです。

ストレスにうまく対処することが健康で長生きする秘訣でしょう。

以上、運動、食生活、ストレスのコントロールが、脳と体をいつまでも生き生きとするもっとも大事な基本法則です。それは若い人も高齢者の方も変わりません。そして本書でとくに強調したいことは「運動の重要性」です。運動というと、たんに体だけのことと思われるかもしれませんが、脳の活性化に大きくかかわっているからです。

さらに七つほど脳の活性化にかなったことを挙げておきましょう。

四、家族、近隣の人と会話のある生活をする

現役で仕事をしている間は、会社や取引先などの人間関係が嫌でもついて回りますから、人と話をする、会話するのは自然なことでしょう。話をするということは、当然、脳をフルに使うことになります。ですから、仕事をしていれば必然的に日常的に脳を使います。しかし、定年退職して現役を退いたとたんに、それまで仕事以外のつき合いがない人は、人間関係がなくなってしまいます。

さらにそれまで仕事一筋で家族との会話も少なかったとなると、一日中家にいても家

族との会話もほとんどないことになります。それでは、脳の老化を招き、認知症への道を歩むことにもなりかねません。

もっとも大切なのは家族との会話です。長年連れ添った夫婦の間でコミュニケーションがとれていることです。夫婦や親子の間は遠慮がいらないだけに、リラックスして話ができます。それが脳にとってもいいのです。

さらに、趣味などのサークル活動を広げて、近所の人たちなどとのつき合い、コミュニケーションをはかることも大切です。六〇代、七〇代になっても現役で仕事をしている人には、そのような心配はないでしょうが、その場合は仕事関係だけでなく、家族のコミュニケーションが基本だということをお忘れなく。

五、好奇心をもち新たなことに挑戦する

年をとるとともに、いろいろな経験を積み重ねていくので、あまりものごとに驚かなくなり、新鮮さも失われがちです。好奇心を抱くことは、第5章で詳しくお話しするように、脳内物質のドーパミンに関係しますが、それがものごとをなしとげる集中力を発揮させることにもなるのです。

いくら長生きして知識や経験を蓄えても、この世界で知らないこと、おもしろいこと、不思議なことはいくらでもあるはずです。

周囲をよく見回せば、これまでの人生で経験してこなかったことでおもしろそうなことはいくらでもあるはずです。これまで楽器をやりたいと思ってもやる時間がなかったというのならば、何か楽器を習うのでもいいのです。年をとればとるほど、はじめるのが遅いほど、なかなか上達はしないでしょう。

しかし、別にうまくならなくても、楽しければいいではないですか。できれば、下手でも続けたほうがいいのですが、たとえ三日坊主で終わっても、やろうという意欲をもつだけでもいいのです。自分が興味をもって続けられるようなことが見つかるまで、いろいろと挑戦してみればいいのです。

なかなかうまくいかないとして、それに挑戦するだけでも、脳は苦労して活動しているのです。脳が一生懸命に働いていれば、いつまでも脳は活発に働きます。

六、繰り返し学習すれば記憶力は保てる

学生でなくても、仕事を一生懸命にするために、つねにいろいろなことを学び続けな

ければならないでしょう。経験だけで何とかこなしているという仕事ぶりでは、だんだん脳が怠けて働かなくなります。現役時代は能力を高めるためにも仕事に少しでも関係することを学び続けるようにしましょう。リタイアしたら、自分の興味のあることを学び続けてください。

ある知人は六〇歳で定年退職してから、それまで興味があった日本の古代史を自分流に勉強して、細かくノートなどもとるほどです。趣味で勉強しているのですからかなり偏《かたよ》ったものですが、八〇歳を過ぎたいまでも、何年に何があったか、それがどういうことであったのかなど、こと細かく覚えています。古代史以外のことの記憶力も抜群です。

もちろん、記憶力は遺伝的な要素も大きいので、すぐに覚える人と、なかなか覚えられない人がいます。しかし、一〇代の人であれば、三回ほど繰り返して暗記しようと努力すれば、だいたい覚えるものです。年をとればとるほど、なかなか暗記できなくなりますが、それでも辛抱強く五回、一〇回と繰り返せば覚えることはできます。それを根気よく繰り返せば、だんだん少ない回数で覚えることができるようになるものです。これについての科学的根拠などは、第6章で詳しくお話しします。

年だから覚えられなくて当たり前などとは思わずに、記憶力が悪くなったと思ったら、かえって繰り返し学習してみてください。

七、何らかの目標を生涯持ちつづける

仕事などでも締め切りがなければ、なかなか進まないものです。何かをやろうと思ったら、締め切りを設定する、目標を設定することが必要です。

趣味などにしても、途中で放り出してしまうよりもやり続けることが大事ですが、ただ漫然とやっているのでは、どうしてもおもしろくなくなります。将棋にしても、段を取ろうとか、楽器ならばこの曲だけは弾けるようにしたいという目標があってこそ頑張ることができるのです。

また、自分のことだけでなく、家族がいれば家族のことも目標になります。たとえば子どもを大学を卒業させて自立させるまで頑張ろう、何とか持ち家を建てるまで頑張ろう、夫婦で世界中を旅行しようなど、家族のこと、家族ぐるみでやることなど、いろいろな目標ができます。

そうした目標をもつことが、やる気を起こさせる、つまり脳を活性化させるのです。

若いうちは、そのときそのときのライフステージに合わせた、家族のことを含めて、

いろいろな目標があるでしょう。

しかし、仕事をやめた途端に、そうした目標を失いがちです。仕事に絡んだ目標はなくなりますし、子どもは自立してしまったとなると、後は自分のことと夫婦で向かい合うだけということになりますね。ですから、趣味や学習習慣が必要なのです。そうした習慣があれば、その中で目標をもつことができるからです。

八、目標を達成すれば自分に報酬を与える

報酬を期待することで、ドーパミン神経が活発になるのです。そのことについては第6章で詳しく触れますが、これを活用して、脳が活発に働くようにすればいいのです。

たとえば、試験勉強に耐えて頑張ることができるのも、合格してその大学に入れるという報酬があるからです。仕事にしても、仕事自体のおもしろさがあるにしても、上司にほめられる、成果が報酬として与えられるということがあることで頑張れるのです。

しかし、ある程度の年齢になればできて当たり前となって、だんだん人からほめられるようなこともなくなりますね。人から、あるいは社会から報酬が与えられないならば、何かを達成したら、自分で自分に報酬を与えて、モチベーションを高めるというのもひ

とつの方法です。

人間は叱られたりけなされたりしたら、やる気が起こりません。怒ればノルアドレナリン、アドレナリンが出て、精神的にだけでなく体にも悪影響を及ぼしかねません。できれば、つねに自分の気分をいい状態にもっていって、やる気が起こり、脳も活性化するようにしましょう。

九、黙読でいいから読書の習慣を維持する

本を読めば脳の言語野《げんごや》が活動しますし、それだけでなく脳の各部位が活動します。

言語は脳の活動の基本です。この基本能力を維持することは、脳の基礎体力の維持につながります。読書習慣のない子どもは、一般に数学などの能力も上がりにくいものです。それは計算するときにも、数の意味を理解する部分や計算する部分が活動し、計算するだけで、脳のいろいろな部分が相互作用して活動するからです。認知症の患者さんに音読や単純計算が効果があるといわれているのも、それによって脳のいろいろな部分が活動するからです。

音読はたしかに声を出し、耳からも入るというように、黙読よりもいろいろな機能を

使いますが、普通の人であれば、黙読で充分に脳が活動します。

それまで仕事に関した本しか読んでこなかった人は、仕事をやめた途端に、本を読まなくなってしまいます。テレビばかり見ていたら、脳は怠けて活動しなくなってしまいます。情報が受動的に入ってくるからです。

読書というのは意欲を伴う積極的な習慣です。まったく読まなければ読まないですんでしまいます。しかし、何か読んでおもしろいと思えば次々に読むようになるものです。ジャンルは何でもいいのです。中年以降の方には時代小説がよく読まれているようですが、そうしたエンターテインメントでいいのです。自分の興味のあるジャンルを見つけたらそれを集中して読んでいく、あるいはおもしろいと思った作家の本を次々に読んでいけばいいのです。もちろん、若い人には、もっと知的なジャンルの本も読んでほしいものですが。

本を読めば、いろいろなことが刺激されるだけでなく、知識も蓄えられていきます。

一〇、意識的に段取りを考えて問題解決を

たとえば、料理をするには、まず野菜や肉を切って、それを煮たり炒めたりして、味

付けをする。さらに、それをしながら、別の料理の準備をするといったように、段取りが必要です。料理に慣れている女性（もちろん男性でもそういう人もいますが）ならば、それほど意識しなくても順番通り、段取りよくできますね。

日常的な仕事であれば、女性が料理をするように、それほど意識しなくても、能率的にこなしているでしょう。なんでも慣れればあまり意識せずにうまくできるようになりますが、それは脳のシナプス（神経細胞と神経細胞の間、詳しくは後で説明します）のつながりがよくなって、その段取りが脳の中に組み込まれていて素早く反応するようになっているのです。そのとき、脳は省力化するようになっています。

それは普段の生活では必要なことですし、みなさん無意識のうちにやっていることです。

しかし、複雑なことや新しい仕事をする、新しい料理をつくるとなれば、意識的に段取りを考えなければなりません。それが脳にとってはいいことなのです。ときには脳に負担を与える必要もあるのです。そして、その新たなことに慣れれば、それほど意識しなくても素早くできるようになります。

ところが、脳の機能が衰えてくると、意識しなくてもできていたような段取りができなくなります。認知症の初期では、それまで簡単にできていた料理ができなくなるということが起こります。脳細胞が死んでいくと、脳のシナプスがつながりにくくなるからです。しかし、初期の段階で、意識的に段取りをひとつずつ考えながら料理をして脳を活動させるようにすれば、多少認知症の進行を遅らせることができます。

健康な状態でも、やらなければならないことを忘れてしまうということは起こります。それを防ぐには、たとえば、朝起きたら仕事の段取りを考える、それをメモしてみるなど、意識的にやるようにすればいいのです。そのことは、認知症の初期に効果があるだけでなく、普通の人にとっても、脳を活性化することになります。ことに高齢になればなるほど、意識的に段取りをして、身の回りのことをする必要があります。

ほかに脳にいい生活習慣としては、同じ睡眠時間であれば、早寝早起きのほうが、食事も規則的になり、健康にはいいので、朝型の規則正しい生活のほうが脳にいいことはいうまでもありません。

睡眠時間については、かなり個人差があります。短時間睡眠で大丈夫という人もいる一方で八時間眠らないとどうも頭が冴えないという人もいます。だいたいちょうどいい睡眠時間は七〜八時間といわれています。

眠りには浅い眠りのレム睡眠と脳も休んでいる深い眠りのノンレム睡眠があります。私たちが眠っているときには、このノンレム睡眠とレム睡眠が繰り返されますが、そのサイクルはほぼ一時間半で一サイクルです。ですから、七〜八時間というと、五サイクル繰り返されることになります。

六時間でほぼ四サイクルですから、短い人であればこの程度でもいいわけです。人によって眠りの深さが違いますから、短時間でも深い睡眠がとれればそれでいいのです。時間にこだわる必要はありません。

◎一〇〇歳まで生きた人は長生きするような生活をしてきた

〈体を動かす仕事〉

さて、本章の最後に一〇〇歳以上生きている長寿者の方が実際にどのような生活を送ってきたか、送っているのかをちょっと紹介してみましょう。

一〇〇歳以上の人は、二〇一七年九月の厚生労働省の発表では、六万七八二四人（女性が八七・九%)で一〇年前の約二倍、二〇年前の約八倍に増えました。

一〇〇歳以上の長寿者を対象とした面接調査(「財団法人　健康・体力づくり事業団」によって平成四年に四一六六人の一〇〇歳以上を対象に行なわれた調査。論文発表は平成二五年)があります。

この調査でのいくつかの特徴を挙げてみましょう。

「長寿者の生活歴」として次のようなことがあります。

「もっとも長く住んでいたところ」が、現在住んでいるところで六九%ともっとも多く、現住所と同一県内をあわせると九一%と、住んでいるところがほとんど変わっていないことが特徴です。

環境が長年変わらないことは、安定した生活ができるということなのでしょう。

「一番長く従事していた職業」は、もっとも多いのが「農業・林業」で約四二%です。「その他の仕事」一七・五%、「自営業」一六・三%、「無職」一六・二%、そして「会社や役所等の勤労者」は六・二%です。

時代背景もあって、十数年前に一〇〇歳を超えた人たちですから、農林業が多く占め、会社員などが少ないということもあるのでしょうが、それでも農林業が多いのは、体を

図表2 長寿の秘訣ベスト20

	男性	総数	100.0％	548人
1	物事にこだわらない		15.0	82
2	腹八分目・暴飲暴食をしない		8.9	49
3	規則正しい生活・早寝早起き		7.7	42
4	マイペース・自由気まま		7.5	41
5	好き嫌いをせず食べる		5.5	30
6	のんき・おおらかゆったり		4.6	25
7	食事に気をつける		4.4	24
7	ごく自然に生活する		4.4	24
9	自分で健康管理をする		4.2	23
10	信仰		3.8	21
11	規則正しい食生活		3.1	17
12	一生懸命働く		2.9	16
12	自分のことは自分で行う		2.9	16
12	酒・煙草はしない・やめる		2.9	16
15	よく歩く		2.7	15
15	不平・不満を言わない		2.7	15
15	家族に必要とされる		2.7	15
18	楽天的・心配ごとをしない		2.6	14
19	まめに働く・動く		2.4	13
19	無理をしない		2.4	13
19	感謝の気持ちを忘れない		2.4	13
	女性	総数	100.0％	2,303人
1	物事にこだわらない		14.8	340
2	マイペース・自由気まま		6.7	155
3	腹八分目・暴飲暴食をしない		6.0	138
4	のんき・おおらかゆったり		4.9	112
5	好き嫌いをせず食べる		4.8	111
6	まめに働く・動く		4.3	99
7	規則正しい生活・早寝早起き		4.0	93
8	一生懸命働く		3.9	90
9	感謝の気持ちを忘れない		3.4	79
10	規則正しい食生活		3.3	77
11	ごく自然に生活する		3.0	69
11	家族に必要とされる		3.0	69
13	信仰		2.9	67
14	食事に気をつける		2.8	65
14	体を動かす		2.8	65
14	思ったことは何でもいう		2.8	64
17	気力・根性		2.7	62
18	自分のことは自分で行う		2.6	59
19	生まれつき健康		2.4	55
20	友人とのつきあいを大切にする		2.2	51

（財団法人 健康・体力づくり事業団）

動かす仕事が健康にいいことを示しているとも解釈されます。

〈七〇～八〇歳でも働いてきた〉

「七〇～八〇歳頃の状況」としては次のようなことがあります。

七〇～八〇歳頃に「運動をしていた人」は半数以上で、ほとんど毎日していた人が約四三％もいます。

運動としては「散歩」が約五八％ともっとも多く、「畑仕事・草取り・植木手入れ」約一七％、「体操」約一一％という順です。

七〇～八〇歳頃に「趣味」をもっていた人は六一％、男性は一位「園芸・庭いじり」（約二六％）、二位「読書」（約一四％）、三位「囲碁・将棋・花札」（約一二％）、女性は一位「和裁・編み物・手芸・洋裁」四四％、二位「園芸・庭いじり」（約一六％）、三位「邦楽・民謡」（一〇％）です。

七〇～八〇歳頃で「生きがい」として感じていたのは、「働くこと」（三九％）「家族」（二六％）「近所・友人とのつき合い」（二三％）です。

その年代でも働いている人たちが多く、それが生きがいになっていたことがわかります。

〈長寿の秘訣は「腹八分目の食事」と「ものごとにこだわらない」〉

食事では、この人たちが中年（四〇歳頃）のときの食事についての心がけを調査していますが、これについては複数回答で、「一日三回の規則正しい食事」（七二％）「腹八分目」（四九％）、「家族そろっての食事」（四七％）、「緑黄色の野菜を食べる」（四五％）です。

「長寿のための心がけ」（複数回答）は「食事に気をつけていた」（四一％）「ものごとにこだわらないようにしていた」（三九％）「規則正しい生活をするように努めていた」（三八％）「睡眠・休養を充分にとるようにしていた」（三四％）「適当な運動をするように努めた」（二三％）がベスト五です。

「心がけ」と重なりますが、「長寿の秘訣」（単数回答）では、「ものごとにこだわらない」が男女とも一五％でもっとも多いものです。ついで、男性は「腹八分目・暴飲暴食をしない」（九％）「規則正しい食生活・早寝早起き」「マイペース・自由気まま」（各八％）の順で、女性は「マイペース・自由気まま」（七％）「腹八分目・暴飲暴食をしない」（六％）の順になっています。

長寿の心がけ、秘訣ということでは、生活としては「腹八分目の食事」「規則正しい生活」「適度な運動」、そして気持ちのもち方としては、「ものごとにこだわらず、自由気ままに振る舞う」ことのようです。

一〇〇歳以上生きてきた方が実践してきたこれらのことは、すでに挙げた一〇原則にかなり一致していることがおわかりだと思います。また、これからお話しする、どうすれば体も脳も健康で長生きするかということとかなり一致しています。

第2章

人は一二〇歳まで生きられるようになる?

◎人間の寿命は一二〇歳？　細胞の寿命が生物の寿命

老化がいつはじまるかといえば、体の器官によって違いますが、二〇～二五歳を過ぎれば衰えはじめます。そんなに若い頃からもう衰えはじめるのかとびっくりするかもしれませんが、それは仕方ないことです。子どもから成長して大人になったら、もう衰えはじめるわけです。

人間がなぜ老化するのかということについては、ひとつには、細胞の寿命から、あらかじめ寿命が設定されているという考え方があります。人間の細胞は、一生の間で分裂する回数はほぼ六〇回程度が限度です。つまり、細胞の寿命が個体である人間の寿命を決めているというわけで、そこから想定される人間の寿命はせいぜい一二〇歳程度ということになります。これが、レオナルド・ヘイフリック博士によって公表された「細胞プログラム説」といわれるものです。

私は、このヘイフリック博士が来日したときに、直接話を聞いたことがあります。

彼は若いときから人の細胞をシャーレの中で培養するという研究をしていました。そこで見つけたのが、若い人の細胞と年をとった人の細胞には違いがあって、若い人の細胞は何度も分裂するのに、年をとった人の細胞は早く死んでしまうことです。

そこでさらに詳しく調べてみると、生まれたての赤ん坊からとった細胞は約六〇回分裂しますが、八〇歳の人の細胞はゼロではないのですが、四〇回程度で止まってしまうということがわかりました。

つまり、老化するということは、その個体を構成している細胞が老化しているためではないかということがわかってきたわけです。

これは人間だけではなく、他の動物もそうで、一〇〇歳近く長生きするゾウの細胞と二〜三年しか生きないマウスの細胞を調べたところ、ゾウは一二五回程度、マウスではせいぜい二八回程度でした。動物の平均寿命と細胞の分裂回数がきれいに比例するのです。

ということは、長生きするためには、分裂回数を増やしてやればいいということになります。その研究については、後でお話しするとして、とりあえず、なぜ老化していくかということについて、もう少しお話ししていくことにしましょう。

◎活性酸素が細胞を壊して、老化の原因になる？

活性酸素が悪者で、体内に侵入したり、体内でつくられた活性酸素によって組織が破壊されるのは、みなさんご承知のことと思います。つまり、人間の細胞は時間とともに活性酸素によって、酸化されて次第に衰えて老化していくというのです。これは「分子障害説」といわれるものです。

活性酸素は「フリーラジカル」の代表的なものですが、フリーラジカルは自由に動き回る電子をもった分子構造で、非常に不安定で電子のバランスがとれていないので、体内の細胞を駆け巡って、自分に合った電子を奪って平衡を保とうとします。そこで、他の安定した分子を破壊し、さらに多くのフリーラジカルを生み出して破壊をさらに広げることになるわけです。

破壊を広げるとは、活性酸素は何かにくっつくと相手を酸化させ、その性質や機能を変えてしまうのです。活性酸素が細胞膜にくっつくと、細胞膜に含まれるコレステロールを下げる働きをする不飽和脂肪酸を酸化して、過酸化脂質をつくり、組織や細胞を破壊します。タンパク質に作用するとタンパク質の機能が変わります。遺伝子をつくっている核酸を変異させて、がん細胞などを発生させたりします。

また、老化色素といわれる「リポフスチン」（過酸化脂質が血液中のリポタンパク質と結びついてできる）をつくり、細胞の動きを止めてしまいます。このリポフスチンが脳や手足、内臓の細胞に付着するのが老化現象で、老人性のシミ・シワなどの原因になります。

リポフスチンは、老人性のシミ、シワなどの原因になるだけでなく、脳や内臓にも付着します。そして、脳は他の臓器よりも脂質量が多く、リノール酸などの不飽和脂肪酸を大量に含んでいるために、非常に酸化されやすいのです。脳内の脂質が異常に酸化された結果、アルツハイマー病を引き起こすことにもなります。あとで説明しますが、βアミロイドが増えてしまい、同時にリポフスチンが脳の中にたくさんできるのです。

老化現象としては、運動機能の低下、内臓の機能の低下、血管の衰え、ボケなど、さまざまなことが生じてきますが、それらの現象には活性酸素が深くかかわっていると考えられるのです。この活性酸素を減らす物質をアンチオキシダントと言います。

◎活性酸素は必然的にできてしまう

こうお話しすると、すべて活性酸素が悪いように思われるかもしれません。というのも、体が活性酸素によって傷つけられていくこと、つまり体の細胞を酸化させていくことが、老化の原因だというわけですから。まるで私たちの体が年とともにサビついていくようなイメージです。

そんな悪い活性酸素など、できなければいいのですが、なぜ体の中にできてしまうのでしょうか。

残念ながら、私たちが生きていくと、どうしても活性酸素ができてしまうのです。

食べ物を摂り入れて、それを熱に変えることで、私たちの活動は支えられています。私たちが一日で摂取するのはほぼ二〇〇〇キロカロリーですが、これを体内でエネルギーに変えるためには、五〇〇リットルもの酸素を必要とします。

私たちは無意識に呼吸をしています。呼吸をして酸素を入れるのが生きるのに必須だということは、どなたもご存知だと思います。その理由は、酸素は、私たちが活動するために、食べ物を熱エネルギーに変える上で必要だからなのです。

食べ物は消化され、その養分は血液によって体の中の約六〇兆の細胞に運ばれます。このときに細胞内でエネルギーを蓄えた分子（アデノシン三リン酸）がつくられます。この過程の化学反応を行なうために酸素が必要になるのです。

このように、生命を維持するために酸素は必要欠くべからざるものですが、酸素を利用するとなると、その過程で必然的に活性酸素ができてしまうので、体内での活性酸素の発生を止めることができません。

つまり、生命活動をしている以上は、活性酸素ができてしまうというわけです。しかし、私たちの体はよくできていて、普通は酵素《こうそ》によって無毒化されます。しかし、年齢とともに、それが追いつかなくなってくるのです。そこで余分にできた活性酸素が悪さをすることになるのです。

普通に生きて年齢を重ねるだけでも活性酸素はできるのですが、私たちの日常生活でもさらに活性酸素を発生させる要素はいろいろとあります。たとえば、紫外線や大気汚染の影響、ストレスなどです。また、激しいスポーツをしたり、タバコを吸う人は、さらに活性酸素の発生が多くなります。

ここで興味深い研究をお知らせすると、東京大学農学部の田之倉優特任教授をはじめとする東京大学・ウィスコンシン大学・フロリダ大学の共同研究チームが、活性酸素は老化に関与していないとする研究結果を発表しています。

つまり、老化は、活性酸素による酸化ストレスではなく、細胞が死んでいくため（アポトーシス）によるという説です。これは、さきほど紹介したヘイフリック博士の「細胞プログラム説」の延長といえるものです。今後、この説の詳細な検討が必要です。

◎細胞の寿命を延ばすことはできるのか？

「細胞プログラム説」でいわれるように、細胞分裂の回数に制限があるのは確かです。そのひとつの原因は、染色体末端の「テロメア」という核酸の構造が短くなったためです。

つまり、普通テロメアは染色体を保護する役目を果たしていますが、細胞が分裂を繰り返すたびに短くなります。テロメアの末端が短くなりすぎると細胞の分裂は鈍化し、最終的には分裂できなくなります。これが細胞内の老化のメカニズムではないかと考えられています。

ところが、がん細胞や「幹細胞《かんさいぼう》」、（細胞分裂を経ても、同じ機能を維持する細胞。発生における細胞系譜の幹になることから名付けられた）では短くならないわけです。そこには、テロメアを修復してくれる働きがあるからです。

このテロメアを修復してくれるのが再生酵素テロメラーゼです。この酵素は幹細胞とガン細胞だけに見つけることができます。

テロメラーゼは分裂する細胞の寿命を管理するメカニズムを操作して、テロメアを修復補充していると考えられます。このテロメラーゼの働きを抑制する物質が開発されれば、ガン細胞の増殖を抑えることも、ガン細胞を正常細胞に変換することも可能になるかもしれません。

テロメラーゼの働きを活用することによって、細胞の不死化をはかったり、細胞の寿命を延ばすこともできるようになる可能性さえもあるわけです。

ついでに触れておくと、現在、「万能細胞」と呼ばれる人工多能性幹細胞（ｉＰＳ細胞）というのが話題になっています。これは遺伝子導入することによって体細胞を幹細胞に誘導するという画期的な手法です。京都大学の山中伸弥教授の研究チームが、人の皮膚の細胞から万能細胞をつくるのに成功しました。実用化にはもう少し時間がかかるでしょうが、それが実用化されたら、人の皮膚の細胞を使い、病気になった臓器などを治すという、再生医療が可能になります。

◎活性酸素によって生じるさまざまな現象

活性酸素が老化の直接的な原因かどうかは議論があるところですが、活性酸素が体のさまざまな面で悪影響を与えることは、ほぼ定説です。

たとえば、老化にともなって起こる現象の多くには、活性酸素がかかわっています。すでにお話ししたように、皮膚のシワなどにも活性酸素がかかわっています。紫外線が皮膚細胞内の水分、過酸化水素などを刺激して活性酸素を大量に発生させ、皮膚の弾力を保つタンパク質コラーゲンを破壊してしまうからです。

また、老人になると白内障《はくないしょう》になる方が多いのですが、これも活性酸素の影響が大きいと考えられています。眼も皮膚同様に紫外線にさらされる機会が多いので、そのため活性酸素が多く発生します。

普通は、水晶体の表面には活性酸素の影響を抑える酵素が豊富に含まれているので、それを防衛しています。ところが年齢とともに酵素の量が減って活性酸素の影響を抑えられなくなるために、白内障になると考えられています。

血管も活性酸素に傷つけられることで弱くなっていきます。そのために高血圧や動脈硬化を促進させることになります。それによって認知症を促進させやすくなります。認知症の半数近くは血管障害が原因になっているのですが、動脈硬化を促進させた結果、脳梗塞や脳出血の後遺症として認知症が生じることにもなります。

さらには、糖尿病やがんなどの生活習慣病とのかかわりもあります。がんについては、活性酸素によって、細胞がダメージを受けて異型細胞をつくってしまうわけです。また、糖尿病については、インスリンをつくる膵臓《すいぞう》のランゲルハンス島にあるβ細胞は活性酸素の攻撃に弱いので、ダメージを受けて、インスリンの産出量が減ってしまうからです。

このように活性酸素は私たちの体にとってかなりダメージを与えるものです。しかし、忘れてならないのは、活性酸素は免疫システムでは、大切な役割を果たしていることです。それは、白血球が、体内に入ってきたばい菌に対して、活性酸素を出して攻撃するからです。しかし、活性酸素が多いと、ばい菌だけでなく、周囲の正常な細胞も傷つけてしまうことにもなります。

◎体の老化はどこからはじまるか

さて、それでは体の老化は、実際にどういうところからはじまるのでしょうか。もっとも早くから老化がはじまるのは、胸腺《きょうせん》です。胸腺とは、胸骨の後ろ、心臓の上部にあるこぶし大の臓器です。白血球のひとつであるTリンパ球をつくる上で大きな役割をしています。思春期までは活発に機能しているのですが、その後はだんだんと萎縮して小さくなり、やがて脂肪塊になってしまいます。ですから、胸腺は一〇代はじめですでに老化します。

血管も二〇代から老化がはじまります。老廃物などが徐々に血管に溜まってきます。年齢とともに血圧が上がるのは血管が老化するからです。そのため、一般に五〇代になると、二〇歳の頃より血圧が二〇~二五mmHg程度高くなってしまいます。

一般には、年をとると「目、歯……」が悪くなるなどといわれるように、たしかに目も歯も性的機能も落ちてきます。こうした現象は自覚できるものですが、かなり個人差があります。

外見からわかるのが髪の毛などが白くなることです。なかには二〇代で白髪の多い人も見うけられますが、平均的には四〇代になると、白髪が増えていきます。自分でわかるのが老眼です。四〇代になると、近くのものが見えにくくなります。

また、骨の老化も三〇代半ばから四〇代頃にはじまります。ことに女性は閉経時になると骨密度が極端に落ちます。骨密度が落ちて骨がすかすかになった状態が骨粗《こつそ》しょう症です。そうなると、骨折しやすくなるわけです。骨折すれば動けなくなり、さらに老化を早めることになります。

意外にわかりにくいのが耳の老化です。年齢とともに高周波のキーンという音が聴き取りにくくなります。これは二〇代の後半からはじまります。耳が遠くなれば自分でもわかりますが、高周波の音だけが聴き取りにくくなるのは自覚しにくいものです。

このように、自覚できるもの、自覚しにくいものを含めて、老化現象というのは、二〇代からはじまっているわけです。ただし、どのような現象でも、かなり個人差があることはおわかりでしょう。

それでは脳はどうかといえば、詳しくは第3章でお話ししますが、うれしいことに体の他の器官に比べて老化は遅く、七〇～八〇歳になっても意外に衰えないものなのです。

◎老化には生活習慣が大きく影響する

老化の速度は人によってかなり違います。その個人差はどのような要素で決まってくるのでしょうか。

白髪になる、老眼になる、耳が聴こえにくくなるといったことは、もちろん、いつも騒音のもとで仕事をするような環境にいれば難聴になるといったように、多少は環境の要因も入りますが、遺伝の要因のほうが大きいと考えられます。環境要因は自分で何とかできますが、遺伝となると、自分で何とかすることはできないと思われるかもしれません。しかし、遺伝子の発現をライフスタイルによって変えることも可能なのです。

もうひとつは、遺伝よりも環境要因が大きいものです。たとえば血管や骨の老化などは、食生活、生活習慣によって大きな違いが出てきます。

血管は体中の六〇兆の細胞に栄養を送る大切な臓器です。その血管の老化が高血圧をはじめ、心筋梗塞、脳梗塞などさまざまな病気を引き起こすことは、ご存知のとおりです。ですから、食生活をはじめ生活習慣に気をつけて、血管を老化させない、老化のスピードを少しでも遅くするようにすることが、健康を保つ上では大切なわけです。

血行が悪くなるのは、食べ物、そして体を動かさないことによります。肉類など飽和脂肪酸が多く含まれる食べ物を食べ過ぎると、コレステロール値が上がり血管が詰まりやすくなります。ですから、タンパク質を摂るのならば、ＤＨＡ（ドコサヘキサエン酸）やＥＰＡ（エイコサペンタエン酸）などの不飽和脂肪酸が多く含まれる魚がいいといわれているのです。

不飽和脂肪酸は逆に、コレステロール値を下げる働きがあります。食べ物については、ここでは詳しくは触れませんが、健康に関心のある方なら、ご承知のことだと思いますし、そういう本を読んでいただければいいと思います。

また、冷えが血行を悪くすることもご承知のとおりです。血行が悪くなるということは、体内の細胞の隅々にまで栄養をもたらす働きや、免疫力を担っている白血球の働きも低下します。

◎心臓の細胞や脳細胞は他の細胞のように数が増えない

心臓には、寿命がないといわれます。ということは、心臓をつくっている心筋細胞《しんきんさいぼう》が普通は死なないというわけです。といっても、他の細胞よりも長生きするということであって、永遠に死なないというわけではありません。心筋細胞は、健康な状態であれば一三〇年くらいは大丈夫ということで、その意味では心臓の寿命がくる前に他の臓器が駄目になって死んでしまうわけです。

昔は一生の間に拍動する回数が決まっていて、激しい運動をすると若死にするなどといわれたこともありましたが、そういう事実はありません。心臓の心筋細胞は自動的に動く能力があって、培養してもピクピクと動いています。ですから、普通は心筋梗塞でも起こさない限り寿命がくるまで動いています。

細胞はある大きさになると、成長を止めるか、分裂をします。たいていの臓器や組織の細胞は分裂をするのですが、一度成熟すると分裂しない細胞が、脳の神経細胞、骨格筋の細胞、赤血球などの細胞、そして、心臓の心筋細胞などです。

つまり、心臓や脳は五～六歳までで細胞ができてしまえば、そのまま数が増えずに、あとはそれらの細胞が成長して大きくなるだけです。

それに対して、たいていの体内の臓器や組織は、たとえばご存知のように、皮膚は新陳代謝が激しいものですが、皮膚には、幹細胞があって、新しい細胞をどんどんつくってくれるわけです。それが皮膚幹細胞です。幹細胞には、肝臓をつくる肝幹細胞、生殖細胞をつくり出す生殖幹細胞、血球のもとになる造血幹細胞などがあります。

つまり、体内の臓器や組織は、それぞれの元となる細胞が分裂してつくられるのですが、その元となる細胞が「幹細胞」です。

幹細胞は、自己増殖能力と特定の機能をもつ細胞に分化する能力をあわせもっている細胞で、細胞分裂を経ても、同じ分化能を維持します。普通の体細胞は細胞分裂のたびにテロメア（P56参照）が短くなり、死んでいくわけです。ところが、幹細胞ではテロメアの長さが維持されて、死なないのです。この幹細胞の性質が維持できなくなると、新たな細胞が供給されなくなるので、早老症などの原因になります。

◎再生医療で脳細胞も心臓の細胞も再生できるようになる？

いま、この幹細胞の機能を活用する再生医療が盛んになってきています。神経細胞（ニューロン）やグリア細胞（神経膠細胞《しんけいこうさいぼう》、神経細胞以外の細胞の総称）に分化する神経幹細胞というのがあります。脳については、さきほどお話ししたように、基本的に新たに細胞がつくられないのですが、海馬《かいば》の歯状回《しじょうかい》というところで神経組織が新しくつくられるということがわかってきています。この海馬の神経細胞が増えるのは、海馬にある神経幹細胞の活動によると考えられています。

つまり、何らかの方法で海馬の神経幹細胞を刺激してやれば、ニューロンが増える可能性もあるということです。その研究が進めば、認知症の治療や予防ができるようになる可能性があるわけです。

心臓については、これまで心筋細胞は再生しないといわれていて、梗塞を起こした部分は新しくつくられないので、心筋梗塞を何度か起こすと、だんだん駄目になっていって、その場合には手がつけられなかったわけです。ところが、血液の細胞から心筋細胞や神経をつくったという論文なども発表されはじめています。心筋細胞も再生できる可能性が出てきたわけです。そうなると、心臓も再生できるのではないかという期待がもたれています。

これまで脳と心臓、それに精巣《せいそう》の中の精子をつくる細胞、膵臓のランゲルハンス島のインスリンを分泌する細胞などは再生しないといわれていたのですが、再生医療の進歩で、それらの再生の可能性も見えてきたわけです。

しかし、いまのところ、体の各器官の細胞の寿命などを考えれば、人間の寿命は、やはり一二〇～一三〇歳くらいで限界があるだろうということです。

◎食べる量を減らすと寿命が延びる

寿命を延ばす研究はいろいろとおこなわれています。

ひとつは、遺伝子操作によって、あるひとつの遺伝子を変えただけで、線虫という土の中にいる虫の寿命が二倍に延びたという実験が報告されています。普通は二五日しか生きないのですが、それが五〇日に延びたのです。さらに、研究を進めたところ、今度は四倍の一〇〇日にも延びたのです。これは驚異的で、もし、それが人間で可能になったら、平均寿命がいまの四倍の三二〇歳になることになります。

この研究とは別にいろいろな生物でいろいろな実験がおこなわれています。ネズミに何かを食べさせたり、運動させたりといった研究がおこなわれていましたが、そこから寿命を延ばすには、カロリー制限が効果があるということがわかってきたのです。食べる量を七割程度にすると、三年生きるネズミの寿命が一・三倍の四年に延びたのです。

そして、大腸菌からサルまで、すべての生物で食べる量を減らすと寿命が延びることがわかってきたのです。ですから、人間については実験は行なわれてはいませんが、例外ではないと考えられるわけです。「腹八分目」よりもさらに少食にして、みんなが「腹七分目」にすれば、日本人の平均寿命も一〇四歳に延びることになりますね。

なぜ少食にすれば寿命が延びるのかといえば、インスリンの機能が変わるからだと考えられています。糖尿病はインスリンの働きが低下しているためで、糖尿病の治療のためには、カロリー制限と運動ということはご存知だと思います。カロリー制限をすると、インスリンの働きが変わるのです。

このことと、さきほどの線虫の研究が結びついてきたのです。線虫で操作した遺伝子に似た形のもの（IGF-1　insulin-like growth factor-1というタンパク質の「受容体」）が人間にもあって、それは名前の通りインスリンにとても似たものの受容体だったのです。そこで、カロリー制限するとインスリンの機能が変わるということもあって、インスリンという物質が寿命と関係しているのではないかと注目されたのです。

突然「受容体」という言葉が出てきたので、ちょっと説明しておくと、外界や体内の他の細胞からの刺激を受けとるもののことを「受容体」（レセプター）といいます。インスリンという物質にも、それを受け取る受容体があるわけです。問題になっているのは、この受容体のことです。

ネズミを使って、ＩＧＦ‐１という受容体やインスリン受容体を、いろいろと操作した実験が行なわれています。そこでわかったのは、やり方によっては、長寿になるということです。インスリン受容体については、体全体の受容体をなくしてしまうと生きられないのですが、脂肪細胞のところだけなくすと、長寿になるのです。ですから、その調節は非常に微妙なのですが、インスリンをうまく調節する薬ができれば、長生きできるようになるのではないかと考えられています。

いまの時点で、私たちが自分で寿命を延ばす努力ができるとしたら、少食にしてインスリンの機能を変えるということになります。

◎お腹が空いているほうが頭が働く？

もう一つおもしろい研究があります。アメリカのイェール大学のホーバス博士の報告です。

「グレリン」という、一九九九年に日本人によって発見された、摂食《せっしょく》を促すホルモンがあります。このホルモンは胃から分泌され、脳下垂体《のうかすいたい》に働きかけて成長ホルモンの分泌を促す作用があり、同時に視床下部《ししょうかぶ》に働きかけて食欲を増進させます。

このグレリンが海馬にも作用するというのです。海馬のシナプス数を三〇％も増やして活動が盛んになるというのです。グレリンを投与したネズミは記憶力が高まり、逆にグレリンが出ないようにしたネズミは記憶力が低下してしまいました。

つまり、この報告からわかるのは、空腹で分泌するホルモンであるグレリンが、どうやら脳（海馬）の働きに影響を与えて、記憶力を高める作用があるらしいということです。

ということは、普通お腹が減ると、グレリンが出るのですから、空腹状態のほうが記憶力がよくなるということになります。腹七分目にして多少空腹にしておいたほうが、長生きできるだけでなく、記憶力もいい状態に保てることにもなるわけです。

ちなみに、グレリンの血中濃度は太っている人で低く、やせている人では高いのです。となると、太っている人はやせている人よりも記憶力が悪いということにもなりそうです。本当だったら、大変ですね。

また別の研究では睡眠不足になると、グレリンが出て、食べ過ぎて太りやすいという報告もあります。睡眠不足で食べ過ぎないようにすれば、記憶力が高い状態になるのか、それは疑問ですが。

いずれにしろ、研究が進めば、グレリンの脳への働きもいろいろわかってくるでしょうが、ひとつのおもしろいヒントではあります。

第3章

「老いる脳」と「老いない脳」はどこが違うか

◎脳細胞は四〇歳以後減っていく

さて前章では、寿命と老化について、おもに体のことを中心にしてお話ししましたが、それでは頭のほうはどうなのでしょうか？　脳も体の一部ですから、体が老化すれば当然老化すると考えられます。

体のほうは、二〇歳を過ぎれば、年をとるにつれて機能は衰えていくわけです。その中でもっとも衰えにくいのが脳なのです。体は二〇歳からですが、脳は四〇歳以後老化がはじまるのです。

脳細胞は四〇歳を過ぎると一〇年で五％ずつ減っていきます。

髪の毛が抜けても新たに生えてどんどん入れ替わるように、髪の毛、皮膚、腸などの細胞は新たにつくられるのですが、心臓の細胞や脳細胞は生まれたときから、ほぼ増えることはありません。すでに前章でお話ししたように、脳細胞は生まれてから死ぬまで使うわけですが、四〇歳以後は脳細胞は減る一方というわけです。

脳細胞の数は約一〇〇〇億個ですから、その数は、一〇年間で約五〇億個も減っていく計算になります。一日約一三六万個、一年で約五億個ずつ減っていくことになります。「そんなに減ってしまっても大丈夫？　そんな勢いで減っていったら、いったいどうなるのだろう？」と、心配になりませんか。

もし、脳細胞の数と脳力が比例していたとして、四〇歳で一〇〇％の力を発揮していたとしたら、五〇歳で九五％、六〇歳で九〇％、七〇歳で八五％、八〇歳で八一％、九〇歳で七七％の力しか発揮できなくなることになりますからね。

身近で高齢な人たちを思い浮かべて、「やっぱり脳細胞が減っているから、あんなふうなのか」とか、「ああ、脳細胞の数が減ってしまったから、親父の記憶力があんなに落ちているのか」と納得するかもしれませんが、なかには八〇歳を過ぎても矍鑠《かくしゃく》としていて、記憶力もしっかりしていて難しい計算もきちんとできるし、話すこともしっかりとしている人も多いものです。

脳細胞が減っていくのですから、年齢とともに落ちていく能力があるのは確かです。それは暗記したり、ものを覚える能力、新たなことを発想する能力などは、やはり落ちていくと考えられます。しかし、いろいろな経験を生かして、ものごとを的確に判断するような力は年をとっても衰えません。むしろ、若い頃よりもすぐれている人もいます。

といっても、脳細胞が減っているのに、四〇歳以後もどんどん能力が上がっていくという楽観的な希望はもてないようです。楽観論の中には、普通は、人間は脳の一〇分の一程度しか使っていないという説があります。それなら、いくら脳細胞が減っても心配ない、それまで使っていない脳細胞を使えばいいというわけです。しかし、残念ながら、そうではないようです。

脳の働きをＭＲＩで調べると、たとえば、計算をしているときにはそれにかかわる脳の部分の血流がよくなり、本を読んだり話したりしているときにはそれにかかわる脳の言語野の血流がよくなるということで、たしかにそれに関係する部分が動いているということがわかります。

ですから、脳の一部しか活動していないかのように見えるのですが、他の部分も同時に活動しているのです。それぞれの機能に応じて、大きく活動している部分は違いますが、同時にいろいろな部分がわずかずつであっても活動して、関与しているのです。

もし、脳にそれほど不必要な神経細胞があるのなら、進化の過程で脳はもっとスリム化してきたはずです。

また、そのように考えられたのは、脳細胞一〇〇〇億個のうち、脳の神経伝達を支える神経細胞と呼ばれる「ニューロン」が一〇〇〜一四〇億個と、ほぼ一割程度しかないことによるためです。神経細胞以外は「グリア細胞（神経膠細胞《しんけいこうさいぼう》）」といわれるものです。

脳細胞といっても、グリア細胞とニューロンの二種類があって、脳の働きを直接に支えているほうがニューロンで、そのニューロンが減っていくということが問題になるわけです。

◎ニューロンだけでなくグリア細胞にも大切な役割がある

それでは、グリア細胞はいったいどんな働きをしているのか、グリア細胞など不必要ではないかと思うかもしれませんが、そんなことはありません。このグリア細胞も大切な役割をしているのです。

グリア細胞はニューロンに栄養を送ったり、免疫も担っています。そのグリア細胞が、脳細胞一〇〇〇億の中で、一〇〇億程度のニューロンの十数倍あるのです。ニューロンに栄養を送るグリア細胞がなければ、ニューロンも働けないわけです。

そして、問題なのはニューロンは死にやすい細胞だということです。たとえば、シャーレにニューロンだけ入れておいたらすぐに死んでしまいます。ところが、グリア細胞をシャーレに入れておくと、いろいろな成分を出すのですが、その上澄み液を入れておくと、ニューロンは生きながらえるのです。ですから、グリア細胞の出している何種類かの栄養因子がニューロンが生きるためには必要なのです。

そこで、それと同様の神経成長因子をつくり出して、ニューロンに与えれば、ニューロンが長生きできるのではないか、それによってボケの治療ができるのではないかなど と、いろいろな実験が行なわれていますが、残念ながら、いまの時点では、つくることができません。

あるいは脳の中のグリア細胞に、ニューロンを生かす成分をできるだけたくさん出させることができないかといった研究も進められています。

グリア細胞の数も年齢とともに多少減っていきますが、ニューロンの一〇倍以上とたくさんあるので、それほど問題になりません。

グリア細胞とニューロンはまったく役割が違っていて、ニューロンは電気が流れるほうです。ですから、グリア細胞だけが生き残っても、電気が流れないので、頭が働かないというわけです。

ただし、最近のアメリカ国立衛生研究所の研究では、グリア細胞同士で、ニューロンの状況をモニターしながら情報をやりとりして、ニューロンのシナプス形成をコントロールしているのではないかという説も発表されています。

そうなると、それまで、おもに栄養補給で、ニューロンに比べてたいした役割をしていないように思われてきたグリア細胞も、もちろん栄養補給が大切なことはいうまでもありませんが、さらに重要な役割を担っていたことになるわけです。もう少し研究が進めば、グリア細胞の働きももっとはっきりしてくることでしょう。

このようにいまの段階では、たいした役割しかしていない、あるいは、どのような役割をしているかよくわからない細胞であっても、もう少し研究が進めば、重大な役割を担っているということがわかるかもしれません。これまでの進化をへて、生き残ってきた細胞や器官などは、それなりに必要で大切だと考えられるのです。

◎年をとってから勉強するのはなぜ大変か

それでは、年をとると、実際に脳のどのような働きが衰えるのでしょうか？

大脳皮質に蓄えられた過去に蓄積した知識は、年をとってもなかなか衰えません。ところが、七〇歳になってから新しい知識を覚えようとすると、かなり大変です。二〇代の頃から比べたら、覚えるのにかなり時間がかかるし、覚えても忘れやすいといえます。ですから、年をとればとるほど、パソコンなどを覚えるのに時間がかかるようになるし、携帯電話の使い方なども覚えられなくなるのです。

なかには、六〇歳を過ぎても大学や大学院に入ってもう一度勉強しなおそうとするなど、新たなことにチャレンジする人がいます。そういう人の話を見聞きすると、「いくつになっても、やろうと思えばできるじゃないか」と励まされます。ことに、高齢の方など、体や頭の老化を少しずつ自覚するようになると、なおさら「いくつになっても大丈夫」と思いたいものです。

しかし、実際に高齢になって新たなことを覚えようとするのは大変なことです。知能テストなどの調査でも、昔覚えたことは三〇代、四〇代、五〇代、六〇代と年代が高くなっても意外と忘れないようです。しかし、それまで見たり聞いたりしたことのない新たな問題を解く力は年とともに落ちていくのです。

興味深い話があります。まず、一〇個の単語を覚えてもらいます。何でもいいのですが、「耳、女の子、風船、帽子、桜、犬、殿様、海岸、石、カメ」としましょう。制限時間二〇秒にしましょう。そのあと、すぐではなく何か別の話をしてから、覚えた単語を言ってもらいます。このとき、「飛行機はありましたか?」と聞くと結構答えられるのですが、「何がありましたか」という問いには答えにくいことがわかっています。前者を認識、後者を想起といいます。八〇歳でも認識は保たれるが、想起は失われることが多いことがわかっています。

一般に年をとればとるほど、新しいことを覚えることは難しくなります。それでも、なお新たなことに挑戦しようとする人は、かなり意欲があるのです。そして、意欲さえあれば、多少覚える力が衰えていても、それをカバーすることもできるのです。

ちょっと考えてみればわかりますが、普通は、覚えようという気がなければ、人の名前でもものの名前でも覚えられません。それは年齢に関係ありません。ですから、脳細胞の数が減った、もの覚えが悪くなったと気にするよりも、覚えようとする意欲さえあれば、年をとってもの覚えが悪くなったといっても、ある程度カバーすることはできるということです。

もうひとつ大事なことは、それまで頭を使い続けてきたかどうかです。仕事以外のことでほとんど頭を使わずに年齢を重ねてきて、六〇代になってから、いきなり新しいことを覚えようとか、大学に入りなおして勉強しようなどと思っても、それまで脳が楽をしてきてしまっているので難しいのです。若い頃からずっと、いろいろなことに頭を使い続けることが大事なのです。

六〇歳を過ぎても大学や大学院に挑戦しようという人が、何百人に一人だとしても、いるわけです。誰もができるわけではありませんが、新たなことに挑戦できるのは、能力がそれほど衰えていないともいえますが、大事なことは、好奇心が旺盛で、やる気があることです。

◎短期の記憶と長期の記憶は蓄えられているところが違う

ものごとを覚えることには、たとえば、文字を読むといったことでは言語野がかかわっていますし、当然脳のいろいろな部分が関与していると考えられますが、短期的な記憶に関係しているのが、みなさんご存知のように「海馬《かいば》」です。

海馬は、進化の過程で最近になって発達してきた「大脳皮質」の中にあります。その中でも、新しくできたのが「新皮質」で、古いものが「古皮質」です。新皮質は意思決定や価値判断など、いわば人間らしさにかかわるところです。海馬は古皮質のほうの大脳《だいのう》基底核《きていかく》にあります。タツノオトシゴや魚の尾の形に似ているので、こう名づけられました。

この海馬が短期記憶に関係していることがわかったのは、HMさんというてんかんの患者の例（一九五三年）からです。HMさんはてんかんがひどいので脳の一部を切除したのですが、そのときに、側頭葉《そくとうよう》の内部にある海馬をとってしまったのです。

このHMさん、どうなったと思いますか？　新たなことをまったく覚えられなくなってしまったのです。たとえば、初対面の人はしばらくたつと覚えていない、何か食べても二十〜三十分すると忘れてしまうのです。

新しいことは覚えていないのですが、昔のことは覚えているのです。そこから海馬が新しい記憶をつくるのに必要な場所であることがわかったのです。

ここでちょっと注意しておくと、同じ覚えるといっても、名前や顔など、頭で覚えることと、自転車に乗る、野球やテニスをする、といったように体で覚えることがあります。HMさんの場合、体で覚えることはできるのです。頭で覚える、ちょっと難しい言葉でいえば、ある概念を覚えるというような記憶を「陳述記憶」、体で覚える記憶を「手続き記憶」というのですが、海馬をとってしまったＨＭさんは「手続き記憶」のほうはできるわけです。できなくなったのは、「陳述記憶」です。

普通私たちが記憶力といっているのは「陳述記憶」で、このように、新たなことを頭で覚えることができなくなったら、これは困ります。

最近、認知症の方が運転中に交通事故を起こすことが問題になっています。運転事故の総件数は減少しているのに、高齢者の事故数が増え続けているのです。高齢者は年齢とともに動体視力が衰えているのは確かですが、それよりも「手続き記憶」が「陳述記憶」よりも保たれているため、認知機能は落ちているのに運転技術が保たれているのが問題なのです。

それでは、昔のことをいつまでも覚えておくような「長期記憶」には脳のどこがかかわっているのでしょうか？

結論からいえば、それについてははっきりとはわかりません。ただし、どうも脳のいろいろなところに蓄えられているのではないかと、考えられています。

もっとも古い実験（一九四〇年）では、ペンフィールドという人がてんかん患者の手術のときに、脳の表面のいろいろな部分に電気刺激を与えて調べたことがあります。すると、ある部分を刺激すると母親の顔を思い出す、別の部分を刺激すると昔住んでいた家を思い出すというように、刺激された場所によって記憶が自然によみがえったのです。刺激することで、そうした遠い過去の記憶がよみがえったのは側頭葉という、脳の横の部分です。ですから、ペンフィールドは記憶は脳の側頭葉に蓄えられているのではないかと考えたのです。

しかし、いまでは側頭葉だけではなく、記憶は大脳全体のいろいろな部分に蓄えられていて、それが脳のつながりによって引き出されるのではないかと考えられるようになっています。すなわち、脳のネットワーク全体に蓄積されているのではないかということです。

ちなみに、認知症の初期では、三〇分前に食事をしたのに、その記憶が失われて、「まだお昼ご飯を食べていない」というようなことが起こります。それは海馬が損傷して、短期記憶が失われるからです。海馬は虚血《きょけつ》にとても弱く、血液が行き渡らなくなると細胞がすぐに死んでしまいます。

しかし、初期の段階では、昔のことなどはまだよく覚えているものです。まだ脳のネットワーク全体のつながりがそれほど失われていないからです。

ところが、認知症が進行すると、昔の記憶も失われていき、体も動かせなくなっていきます。それは海馬の障害からさらに進行して、大脳全体に老人斑《ろうじんはん》がたまってきて、大脳全体が障害されるようになっていくからです。大脳の中でも、判断力や感情の抑制など人間らしい働きを司《つかさど》る前頭葉《ぜんとうよう》が早い時期に障害され、最後に運動野《うんどうや》まで障害が進むのです。

◎きちんと記憶に定着していないと、度忘れすることが多い

脳の老化で怖いのは、認知症になることです。高齢になればなるほど、それまでの生活習慣の積み重ねもあって、認知症になる危険性が高くなるのは確かです。しかし、認知症の危険を避ければ、たとえ脳細胞の数が年齢とともに減っても、いつまでも頭の活動をそれほど衰えさせることはありません。

もちろん、記憶力や発想力などは年齢とともに多少衰えていくのは仕方のないことです。しかし、経験知を生かすことで、若い人とは違う面で脳力をフルに発揮していくこ

とは可能なのです。

自分で頭の働きが悪くなったのではないかと自覚するのは、まず度忘《どわす》れでしょう。最近どうも人の名前が思い出せない、ついこの前読んだ本のタイトルが思い出せないといったことがよくあると、ボケがはじまったのではないかなどと、心配したりするのではないですか。

たんなる度忘れならば、心配する必要はありません。度忘れは別に年齢に関係なく、若い人でも起こることです。度忘れが、脳のどのようなメカニズムで起こるのかはわかっていませんが、ひとつには、きちんと覚えていなかったということがあると思います。

さきほどもお話ししたように、短期記憶には海馬が関係しています。まず海馬に入った記憶がさらに脳のいろいろな部分に蓄えられるわけですが、どこかの部分にしまわれていたとしても、それを引き出すことができないということがあります。

たとえば、タレントなどの名前が思い出せないといったとき、顔などは思い浮かべられるのに、どうしても名前が出てこないということがあります。そのときに、「ほら、あの映画に出ていた」「いや、この前やっていたテレビドラマにも出ていた人で」などと、そこまで名前が出てきそうなのに、なかなか思い出せずにいらいらしたりしますね。

情報としては、いろいろな情報があるにもかかわらず、名前だけが出てこないわけです。それは、たとえば顔の記憶は脳のある部分にしまわれていて、映画やドラマのストーリーは別の部分に、さらに固有名詞は別の部分に、といったように、脳のあちこちに記憶が分散されて蓄えられているからです。

それらのネットワークがうまくつながれば、名前も思い出せるのです。ですから、いろいろな情報を複合的に蓄えておけばおくほど、記憶を引き出す材料が多いことになります。覚えるときに曖昧だと、そうした記憶がきちんとしまわれていないとも考えられます。

たとえば、漢字を覚えるときに、ただ見ただけではなかなか覚えられません。見るだけでなく書けば多少は覚えますし、一度だけではなく何度も繰り返し書く、さらには声に出して読みながらやれば記憶は定着しやすいものです。つまり、目だけでなく、手も口も使うことで、覚えやすくなるわけです。それは脳のいろいろなところを使うことで、脳のいろいろな部分に記憶として蓄えられ、ネットワークを強化するからです。

ですから、度忘れしやすいのは、そうした記憶の定着が曖昧なものです。ただし、直前のことをまったく覚えていない、家に帰る道がわからないことがある、簡単な計算ができない、などということがあったら、認知症の疑いがありますから、早い段階に病院で診てもらうことが必要です。

後で詳しくお話ししますが、早期であれば認知症の進行を多少は遅くすることができるからです。

◎長生きすればするほどボケる可能性が高くなる？

これまでお話ししたように、通常は四〇歳以上になれば、脳の神経細胞が一〇年で五％ずつ減るのですが、それは仕方ないことです。もちろん、その減り方を少しでも遅くすることが大事なのはいうまでもありません。そのためには、体や脳の状態を健康で若々しく保つ必要があるわけです。それについては、第４章と第５章で詳しくお話ししますので、まずは、もっとも避けたいボケについて、もう少しお話ししていくことにしましょう。問題は脳細胞が急激に減ることです。

いわゆるボケ、認知症といった場合、脳梗塞や脳出血、心筋梗塞などによる血管性の認知症とアルツハイマー病があります。世界的には、血管性がほぼ三〇％程度、アルツハイマー病とされるものが五〇％程度とされています。ほかには脳の外傷によるもの、パーキンソン病、甲状腺《こうじょうせん》機能低下症などによるものなど、さまざまな原因があります。最近話題になっているのが、前頭側頭型認知症とレヴィー小体型認知症です。両方とも、認知症全体の五％内外ですが、前者は人格の急激な変化、後者は幻視・パーキンソン病様症状などで診断が可能です。周りの人がこういう症状の場合には、神経内科の専門医に診てもらいましょう。

アルツハイマー病と血管性は本来区別され、一般には脳梗塞など血管系の病気がないにもかかわらずボケるのがアルツハイマー病で、脳卒中などわずらってその後遺症がある場合には血管性です。

もともと、血管障害を原因としない、原因がわからないものをアルツハイマー病といっていたのですが、二一世紀に入って、研究が飛躍的に発展しました。

いまはアルツハイマー病と診断するためには三つの基準があります。

ひとつは脳に老人斑というものが見られるということです。

二番目に神経細胞自体に神経原線維変化《しんけいげんせんいへんか》というのが起こっていることです。

三番目に脳が萎縮していることです。これは神経細胞死が起こるためです。

つまり、老人斑が生じ、神経原線維変化が起こり、脳の神経細胞が死んでいって脳の萎縮が生じるという順番になります。

このようなことをきちんと把握して、アルツハイマー病と診断するためには、本来、死後その脳の解剖を行なわなければ正確にはわからないのです。認知症が進んでしまったら、それが血管障害から生じたのか、老人斑からはじまったのかなど、治療には無意味です。

一般には、アルツハイマー病の発症は普通は六五歳以降ですが、早いものは四〇歳頃（もっとも若い時期に起こるのは三〇代後半）から起こります。四〇歳～六〇歳で生じたものは若年性アルツハイマー病といわれ、ほとんどが遺伝性です。そうした遺伝性のアルツハイマー病は数％程度といわれます。ですから、普通心配しなくてはならないのは、六五歳からということになります。

さきほどお話ししたように、ボケが進行してしまうと、その区別がつかなくなってしまうこともあって、一般には認知症とアルツハイマー病はそれほどきちんと区別して使われていません。

日本では、厚生労働省によると、二〇〇五年の認知症の高齢者は一六九万人、二〇一二年には四六二万人、二〇二五年には七〇〇万人になるともいわれます。二〇一五年には団塊の世代がすべて六五歳以上になり、六五歳以上の高齢者人口は三三〇〇万人になりました。二〇二五年には約五人に一人が認知症、という恐るべき予想も出されています。

認知症は、六五歳以上で一割、八五歳以上で五割、一〇〇歳以上で九割が患《わずら》っているという報告もあります。そうなると、怖いことに、長生きすればほとんどの人がなる確率が高くなるというわけです。

しかし、平均すると八五歳で脳細胞の七九％が機能しているのですから、健康であれば脳の働きがそれほど衰えることはありません。血管障害など長年の生活習慣によって、脳細胞が平均以上に加速度的に減って、認知症の確率が高くなるのです。ですから、脳を健康に保つためにも、体の健康を維持する生活習慣が大切ということになります。

◎なぜアルツハイマー病になるのか

アルツハイマー病に何がかかわっているかがわかってきたとお話ししましたが、ここでそのことを少し説明しておきましょう。ちょっと難しい話かもしれませんが、人間の体の不思議に興味がある方にとってはおもしろいと思います。面倒だという方は読み飛ばしていただいて結構です。

アルツハイマー病で死んだ人の脳を解剖して見つかったのが、脳のシミのようなもので、それが老人斑ですが、その成分を分析してみると、βアミロイド（Aβ）というタンパク質がたまっているのがわかりました。

この老人斑は、普通の人でも五〇歳を過ぎれば少しずつは溜まりますが、それは老化に伴うもので、アルツハイマー病の人の場合は、それが非常に早く多く溜まるわけです。ですから、アルツハイマー病になるのは、これが原因だろうと考えられたわけです。

もうひとつは、脳の神経原線維変化の原因は、タウというタンパク質が溜まっているということがわかりました。つまり、βアミロイドかタウがアルツハイマー病の原因であることがわかってきたわけです。

βアミロイドというタンパク質は、もともとは大きなタンパク質であるＡＰＰの一部です。このＡＰＰは第二一番目の染色体にあります。ちなみにタウの遺伝子は第一七番目の染色体にあります。

高校の生物の復習ですが、ちょっと染色体について説明しておくと、「染色体」は細胞の細胞核の中心部にあります。ヒトの染色体は一番目から二二番目までの二十二対＝四四本と性染色体二本で構成されています。性染色体がＸＸは女性、ＸＹが男性です。そして、染色体の主要構成要素がＤＮＡです。

アルツハイマー病というのは、この二一番目か一七番目の染色体に何か問題があって起こるのだろうということがわかってきたわけです。

◎アルツハイマー病になりやすい遺伝子がある

遺伝的にアルツハイマー病になりやすいという遺伝子があります。それはアポリポプロテインＥ（アポＥ）で、血液中の脂肪を肝臓の中に運んだり、肝臓の中の脂肪を他へ運んだりするタンパク質です。

このアポＥにはＥ２、Ｅ３、Ｅ４の三種類の遺伝子型があり、このうちのＥ４型をもっているとアルツハイマー病になりやすいのです。

年齢別に見ると、五〇代でアルツハイマー病になった人のうち五〇％、六〇代では四〇％がこの遺伝子をもっていて、年をとるにつれてアルツハイマー病になった人のうち、その遺伝子をもっていた人の割合は落ちていきます。

この遺伝子をもっていると、若いほどアルツハイマー病になりやすいというのです。アルツハイマー病の人の七〇〜八〇％がそうではないかといわれ、この遺伝子をもっている人はもっていない人と比べて数倍もアルツハイマー病にかかりやすいともいわれます。

怖いですね。なぜアポＥのＥ４型の遺伝子をもっているとアルツハイマー病になりやすいのかはわかっていませんが、これは血液中の脂肪分を運ぶ遺伝子なので、この遺伝子をもっていると、脳卒中や動脈硬化などになりやすいということがあるのではないか、そのために二次的にアルツハイマー病になりやすいのではないかといわれています。

この遺伝子をもっているかどうかは、生まれてすぐにでも、検査をすればわかります。

ただし、このアポＥ遺伝子説については、アポＥ遺伝子をもっていても、八〇〜九〇歳でもアルツハイマー病を発症しない人もたくさんいるので、危険因子であっても原因因子ではありません。

このアポＥ遺伝子については、それをもっているかどうか調べれば、自分がアルツハイマー病になりやすいかどうかが、ある程度わかるわけです。家族に若年性アルツハイマー病になった人がいるのなら別ですが、普通はあえてそんな怖い検査はする必要はありません。私もやりたくもないし、やってもいません。

さきほど脳の神経原線維変化の原因であるタウというタンパク質のお話をしましたが、このタンパク質の測定が、アルツハイマー病の初期診断に適用されはじめています。βアミロイドが蓄積されると、神経原線維変化が起こって脳の神経細胞が死んでいくわけですが、神経細胞が死んでいくとともにタウが細胞の外に漏れていくのです。その量を測定するのです。

脳脊髄液《のうせきずいえき》中のタウの量が上がっていれば、アルツハイマー病が発病していることになります。その量は、正常な人では一ミリリットル中、三二〇〜三三〇ピコグラム（ピコは一兆分の一）ですが、アルツハイマー病の初期では四〇〇〜五〇〇ピコグラム、中期以降では六〇〇ピコグラム以上になるということです。

たしかに初期でわかれば、薬品などによって進行も遅らせることも可能です。

◎ボケの進行を遅らせる薬

このように、近年アルツハイマー病については、いろいろなことがわかってきつつあります。

いま一般にもっともよく使われている薬が、薬品名アリセプト（塩酸ドネペジル）です。アリセプトは、脳内の「アセチルコリン」という物質の分解を抑制する薬です。アセチルコリンは、思考、記憶、学習などに関連する脳内物質ですが、アルツハイマー病患者の脳では、このアセチルコリンが減少しているのです。アリセプトは、脳内でアセチルコリンを分解する「コリンエステラーゼ」というタンパク質の機能を抑制し、結果的にアセチルコリンの量を増やすことで、記憶学習機能の低下を防ぎます。

ただし、アルツハイマー病では、最終的には脳の神経細胞が死んでいくわけですが、それを抑制する作用はありません。ですから、アリセプトによって、アルツハイマー病の進行を多少遅らせることはできますが、最終的には進行することになります。副作用が強くて摂取をやめてしまう人も多く、効果もあらわれない人がいます。

また、これはアルツハイマー型の認知症に処方されるもので、日本人に多い脳血管障害による認知症には処方されません。

ついでに触れておくと、タバコを吸う人のほうがボケにくいという説がありますが、それはアセチルコリンに関係しているためです。

タバコのニコチンがアセチルコリンの代役を果たして、アセチルコリン受容体に結びつくのです。ですから、タバコを吸うと頭がすっきりするといわれるのは、それによって一瞬集中力が高まるからです。

しかし、タバコを常習していると、本来出るべきアセチルコリンの分泌が悪くなります。そのため、当然頭の働きが悪くなっていくということになります。しかも、ニコチンはドーパミン神経にも働きかけてドーパミン放出を誘発することになるので、タバコを吸うと快楽を感じて、ますますやめられなくなることになります。

タバコの副作用はそれだけでなく、血管を収縮させ酸素の欠乏を招き、血流を悪くさせます。血管が詰まりやすくなり、脳梗塞、心筋梗塞の引き金にもなりかねません。ですから、喫煙者の方には残念なことでしょうが、タバコはボケを遠ざけるというよりも、むしろ老化を早め、ボケの危険性を招きかねないものです。

◎根本的にアルツハイマー病を治す方法は？

それでは、根本的にアルツハイマー病を治すためには、どうすればいいのでしょうか。

さきほどお話ししたように、老人斑ができないようにするか、老人斑ができてもそれを取り除くことができればいいわけです。

もうひとつは第二段階の神経原線維変化を引き起こさないようにすればいいわけです。そうすれば結果的に脳萎縮を止めることができます。

まず根本的には老人斑ができないようにする、あるいはできても取り除くということができればいいのです。老人斑はすでに述べたようにβアミロイドが原因ですから、このβアミロイドができないようにするか、できても取り除くことができればいいことになります。

もちろん、神経原線維変化の原因であるタウタンパク質を取り除いて、そこで止めてもいいのですが、通常は老人斑ができることによって神経原線維変化を起こすというプロセスですから、その元を断とうということです。

老人斑ができずに神経原線維変化が起こる病気も中にはあるので、第二段階で止めることが必要になることもあります。「前頭側頭葉認知症」という第一七染色体の異常によってパーキンソン症状を伴うケースです。一九九〇年代の後半にわかったのですが、この場合には、タウタンパク質の異常が脳の神経細胞の死を招くからです。

そうしたケースもありますが、多くは第一段階の老人斑の蓄積が原因ですから、現在の段階では、βアミロイドをどうすれば増やさないようにできるか、減らすことができるかという研究が盛んに行なわれています。

βアミロイドの生成に関係するのが、セクレターゼといわれる酵素ですが、それにはβセクレターゼ、γ《ガンマ》セクレターゼなどがあります。このβセクレターゼやγセクレターゼという酵素をブロックすることでβアミロイドの蓄積を防ごうという研究が進んでいます。「βセクレターゼ阻害剤」や「γセクレターゼ阻害剤」の開発です。

しかし、それらのセクレターゼはβアミロイドをつくるだけでなく、いろいろな役割をしています。そのために、それを阻害すると、βアミロイドに対する効果だけではなく、副作用が出てくる危険性もあるわけです。ですから、そうした危険を避けてβアミロイドについてだけ効果がある薬の開発が行われています。

つまり、いま述べたのはβアミロイドをつくらないようにしようという方向の研究です。それに対して、できてしまったβアミロイドを分解しようという研究も進んでいます。

ひとつにはβアミロイドを分解する「ネプリライシン」という酵素が見つかったことです。この酵素を活性化させることができれば、βアミロイドを分解することができるわけです。

ネプリライシンは年をとるとともに、その活性や発現が低下し、アルツハイマー病の前段階では、その遺伝子発現は五〇％に低下していたといったことも報告されています。ですから、このネプリライシンという酵素の活性を、薬剤などによって上げることができれば、アルツハイマー病を治すこともできるようになるかもしれません。

◎将来的には、ワクチンで治療可能になる？

もうひとつは、ワクチンです。ＢＣＧというワクチンは、結核菌を体内に入れてその免疫作用によって結核菌を排除しますが、それと同じ原理です。つまりβアミロイドを入れると、その異物に対して免疫が活性化され抗体ができます。そのできた抗体によって脳内のβアミロイドを除去しようというものです。

実際、この研究も進んでいます。ネズミでは、ワクチンの投与によってβアミロイドが減り認知症の症状が回復するという実験データが発表されています。人間に対しても、すでに実験が行なわれています。

ワクチンは病原体に似たものを体内に入れるので危険も伴います。アメリカで約三〇〇人を対象にしたワクチン投与の実験が行なわれたのですが、そのうちの一八人に無菌性髄膜脳炎の症状が出て、危険であるということで二〇〇二年にストップしてしまいました。

この実験の効果は実際にはどうだったのでしょうか。実験の専門的な話は省きますが、結果として抗体ができたのは三〇〇人のうち五九人でした。ただし、なかには抗原を打つ前からβアミロイドに対する抗体をもっている人がいたので、全員がワクチンによって抗体ができたというわけではないだろうと考えられるのですが、前から抗体がどれくらいできているか調べたわけではないので、そのへんのところはまだはっきりとわかりません。

そして、実験をした人はデータを見る限りでは、抗体ができたことによって、無菌性髄膜脳炎になったのではないだろうというのですが、これも原因が何だったかという点については、まだ結論が出ていません。

実際には、ワクチン開発まではまだまだ乗り越えるべき課題があります。

私とかつての同僚の渡辺雄一郎教授は、何とかこれまでと違う方法でβアミロイドを取り除く方法がないかという研究を進めています。髄膜炎などを起こす危険が少ないのは、ワクチンといっても、注射などで投与するのではなく食べるワクチンです。

私たちは、ピーマンの葉を使って、それにβアミロイドをつくることに成功しました。これをネズミに食べさせて、体内にβアミロイドの抗体ができ、その抗体が脳に行き、そこに溜まっていたβアミロイドを消してくれるというのが狙いです。

しかし、ネックだったのは、ネズミはピーマンが嫌いで、このβアミロイドをもったピーマン（青汁にしたもの）を食べてくれなかったことです。しかし、大学院生が、ネズミの好きなものを一緒に与えるという方法で食べさせたところ、うまくいきました。

経口ワクチンとして投与したネズミと、皮下注射でワクチン投与したネズミを対照していますが、双方ともに脳内のβアミロイドの量が明らかに低下しています。この方法は大変効果があり、食べさせると、急性の髄膜脳炎を起こす炎症性反応も起こっていないことがわかりました。いまはピーマンの葉の青汁よりも食べやすくするために、元・東北農業研究センターの吉田泰二博士と共同で、βアミロイド含有イネを開発しています。

このように、まずネズミなどの動物実験を重ねて、危険性がなければ人間を対象にして研究を進めることになるわけです。ですから、実際にβアミロイドを取り除くことができるようになるまでには、まだ時間がかかることでしょうが、原因がわかったということは非常に大きなとっかかりなのです。

二〇一六年九月に素晴らしい研究成果が発表されました。βアミロイドに対する抗体を一年間患者に投与した結果です。アデュカヌマブと命名された抗体を投与したところ、脳の老人斑がはっきりと減少した、という結果です。今まで、どのような薬も老人斑を減らすことができなかったのに、抗体は一度できた老人斑を削り取ってくれたのでした。このことは、ワクチンこそが唯一の治療法であることを示しています。

いまお話ししてきたように、アルツハイマー病については、世界各国、多方面で大変な勢いで研究が進んでいます。ですから、今後五～一〇年の間で大きく進むと考えられます。そうなると、もうアルツハイマー病は治療ができるようになって、恐れる必要のない病気になっているかもしれません。

◎もっとも注意しなくてはいけないのは血管障害

さて、これまで話してきたことを少しまとめてみましょう。

脳の老化で怖いのは、認知症になってしまうことです。年齢相応に記憶力が低下したり、発想力が低下するのは、ある程度仕方ないこととあきらめてください。それは、すでにお話ししたように、四〇歳以上になると脳細胞が年々死んでいくからです。

ただし人によって、その減り方を遅くすることは、第４章、第５章でお話ししますが、生活習慣や頭をうまく働かせることによって可能だということです。ですから、高齢になっても体も頭も元気な人がいれば、体も不自由になり頭もよく働かなくなってしまう人が出てきてしまうわけです。

もちろんもって生まれた体の丈夫さ、頭の働きのよさなど、遺伝的な形質は無視できないものです。たとえば、後でお話ししますが、筋肉がつきやすいかつきにくいかなどは、遺伝的な要素が大きいものですし、親が糖尿病であれば自分も糖尿病になりやすい、つまりインスリンが出にくい体質をもっているということもあります。

それでは脳のほうはといえば、たとえば頭のよさの遺伝子というものは、頭のよさといってもいろいろな要素があるだけに、これだと特定することはできませんが、一卵性双生児に相関性が高いことから、ある程度遺伝的な影響が大きいこともわかっています。

ただし、かなり大雑把な言い方になりますが、頭も体も性格も、遺伝に左右されるものが半分だとしたら、環境など生活習慣に左右されるものが半分とみることもできます。糖尿病では、食生活と運動の習慣によって、インスリンの働きを活発にすることで血糖値を下げることができるように、生活習慣で、遺伝子の働きを変えることができるわけです。

ですから、私たちが日常生活でまずできることは、頭を通常以上に老化させたり、体を老化させる危険因子を極力少なくすることです。

これまでお話ししてきたように、認知症の多くは血管性とアルツハイマー病です。アルツハイマー病のもとである脳の老人斑は、年をとればある程度増えていくのは仕方ないことです。それがどうしてある特定の人に過剰に増えてしまうのかは、現在のところ、わかりません。

ですから、いまのところ、生活習慣でアルツハイマー病にならないようにするというのはできないのですが、もう一方の血管性のほうは、血管を健康に保つことで、ある程度予防できるわけです。そして、脳梗塞などを起こしていないとしても、血流が悪いことが脳の老人斑を増やす要素にはなり得るので、血管性とアルツハイマー病は関連がなくもないわけです。

となると、私たちが日常気をつけなければならないのは、血管を健康に保つということです。ことに、高齢になれば脳の細い血管などは、知らず知らずに小さな梗塞を起こしています。それでも問題が起こらないのは、体の中でバイパスをつくってくれているからです。しかし、それがあちこちに起これば、脳細胞は死んでいくことになりますし、脳梗塞や脳卒中にも結びつきます。

脳梗塞や脳卒中は脳の働きだけでなく、体の機能にも影響します。何とか命をとりとめても、手足が不自由になってしまう場合もあります。

ですから、血管を健康に保つことが、脳の老化を遅くするだけでなく、体の老化を防ぐためにも大切だということです。

そして、異常を見つけたら、早い段階に病院で診てもらうことです。早い段階であれば、梗塞部分を溶かしたり、バイパス手術などを行なえば、回復できます。

また、これはすべての人に当てはまるわけではありませんが、頭に打撃を受けることが脳にダメージを与えます。転倒して頭を強く打ったり、ボクシング、サッカー、ラグビーなどをしている人は、充分注意したほうがいいと思います。

◎やっぱり、お酒とタバコには要注意!

血管障害を防ぐには、まず気をつけたいのは、アルコールの飲み過ぎとタバコです。タバコは血流を悪くするのですから、健康のためには、まずやめるべきです。愛煙家の人は、なんだかんだ理屈をつけて吸い続けようとしますが、すでにお話ししたように、タバコは頭の働きも悪くするのですから、私からいわせれば、いまもまだタバコを吸い続けているのは、頭が悪いとしか思えません。

アルコールについてはいろいろな説がありますが、最近では、日本酒一合、ビール大瓶一本程度の適量であれば、毎日飲んでも大丈夫、かえって健康にいいともいわれます。

しかし、飲み過ぎればよくないのは当然です。

厚生労働省の調査によれば、一日平均日本酒一合未満、ビールなら大瓶一本未満のアルコールを毎日飲み続けている人は、月に一〜三回程度の時々飲む人よりも、脳の血管がつまる脳梗塞の発症率が四割少ないということです。

しかし、出血性脳卒中の発症率は、時々飲む人の一・八三倍と、酒量が多いほど高くなっています。脳梗塞と出血性脳卒中をあわせた全脳卒中の発症率は、毎日飲む人でも一合未満であれば、時々飲む人と変わりません。

ということは、毎日適量飲む人と時々飲む人の危険度はそれほど変わらないということになります。

ただし、一日三合以上飲む人になると、脳内やクモ膜下で血管が破れる出血性脳卒中の増加が脳梗塞の減少を上回って、全脳卒中の発症率が時々飲む人の一・六四倍になっています。飲み過ぎがいかに健康を害するかは、このことからもわかります。

また、同じ調査で、がんなども含む全死亡率と飲酒の関係も調べられていますが、習慣的に飲酒していても一日平均一合未満の人の死亡率が最低でした。これはアルコール好きな人にとっては、うれしい情報でしょうね。

しかし、同じ厚生労働省の新たな調査では、お酒をまったく飲まない「休肝日」が週に二日以下の男性は、三日以上ある人に比べて死亡リスクが最大で一・八倍高いという結果でした。

ことに週に日本酒に換算すると一三合以上、毎日だとすると一日約二合以上ということになりますが、そういう酒量の多い人のリスクはとくに高かったのです。

ですから、厚生労働省では、「酒量の多い人は、休肝日をつくることを心がけ、次に酒量を日に一〜二合程度にまで減らすように」と呼びかけています。毎日飲むのであれば一合程度以下に、それよりも多く飲む方ならば、週に三日は休肝日をつくったほうがいいということになります。

都合のいい情報だけ聞いて、お酒は健康には悪くないと思っている方は要注意です。

第4章

体を使えば脳は活性化する

◎体力を維持することが脳にも体にもいい理由

頭は体の一部であることはいうまでもありません。脳の働きといっても、体の働きと連動しているのですから、体が悪くなって、脳だけ健康というわけにはいきません。体が健康でなければ、脳の働きも落ちていくというのは、常識でも想像がつきます。

本章では、脳をなるべく老化させないためには、体力がいかに大切かということを中心にしてお話しすることにしましょう。

ひと口に体力といっても、いろいろあります。あなたは体力というと、何を思い浮かべますか。すぐに筋力を思い浮かべる人もいるでしょうし、「体力は持久力だ」と思う人もいるでしょう。また、最近は「免疫力」ということが話題になっているので、体力＝免疫力ではないか、と思う人もいるでしょう。

体力といっても、大きくは二つに分けられます。

一つは、「行動体力」といいますが、体を動かしたり、運動したり、それを続けるときに必要な力で、筋力、瞬発力、平衡性《へいこうせい》、敏捷性《びんしょうせい》、柔軟性、筋持続力、全身持久力などです。私たちが普通「体力」と呼んでいるのは、どちらかといえば、この「行動体力」のほうです。

もうひとつは「防衛体力」です。免疫力、生理・心理的変化に対する抵抗力などです。病気やストレスなど、外部からの様々な刺激に対する抵抗力や免疫など、体を守り生命を維持していくための能力が「防衛体力」ということです。

「行動体力」の基礎は「全身持久力」です。「スタミナのある人」などといわれますが、これは持久力がある人のことで、最近では、全身持久力が高いことが私たちの生命を維持する上ではとても重要なことだと考えられるようになっています。

この全身持久力を支えている基本が「最大酸素摂取量」です。

たとえば、私たちは日常生活で、通勤・通学で、電車やバスで長い間立っていたり、歩いたり、階段を上り下りしたりします。そのような日常の活動で、疲れを感じずに、もちこたえる力が全身持久力です。

ですから、この全身持久力を広くとらえると、寿命につながるわけです。健康で長生きできるのは全身持久力がある人で、長生きできないのは全身持久力がない人ということになります。

さらにいえば、「行動体力」と「防衛体力」は、それぞれ別のものではなく、かかわりがあります。「全身持久力」が高ければ、呼吸循環系の機能も高く、さらには内分泌系の機能もすぐれているので、免疫力などの防衛体力も高いことになります。

ですから、まず大事なのが全身持久力を支える「最大酸素摂取量」です。

もうひとつ「行動体力」を支える大事なものが「筋力」です。日常の行動も、筋力が弱くなったら、目に見えて落ちてきます。

ところが、この最大酸素摂取量と筋力は、放っておけば、年齢とともにどんどん下がっていきます。

そして、最大酸素摂取量が下がるということは、体を維持する全身持久力が落ちるだけでなく、脳力も下がることになります。脳は糖分と酸素を必要としていて、それで活動しています。脳に酸素の供給量が減れば、脳の活動も鈍ります。当然、脳のパワーも下がることになります。

年をとっても体力をできるだけ維持することが、体も脳も老化させないために必要なことなのです。

◎体力は、日頃スポーツをしているかいないかで確実に変わる

体力を知るための体力テストとしては、文部科学省などが実施している体力テストというものがあります。これは主として「行動体力」を指標にしたものです。六四歳までは、握力、上体起こし、長座体前屈、反復横飛び、立ち幅跳び、男子一五〇〇メートル・女子一〇〇〇メートル急歩（走るのではなく）などを行ないます。六五～七九歳では、握力、上体起こし、長座体前屈までは同じですが、あとは開眼片足立ち、一〇メートル障害物歩行、六分間歩行などを行ないます。

平成二七年の調査では、運動している人（週一日以上）は小中学生で比較的高く、一〇代後半から下降していき、五〇代後半から上昇することがわかりました。高齢者の運動習慣が少しずつ浸透していることがわかります。青少年（六～一九歳）では、週三回以上運動している人はしていない人に比べて明らかにすべての運動能力が大きいことがわかりました。しかし、昭和六〇年、平成一二年、平成二七年とすべての能力が低下気味なのが心配されます。成年（二〇～六四歳）では、反復横飛び、上体起こしが上昇、

図 A 運動・スポーツの実施頻度別新体力テスト合計点（20〜79 歳）

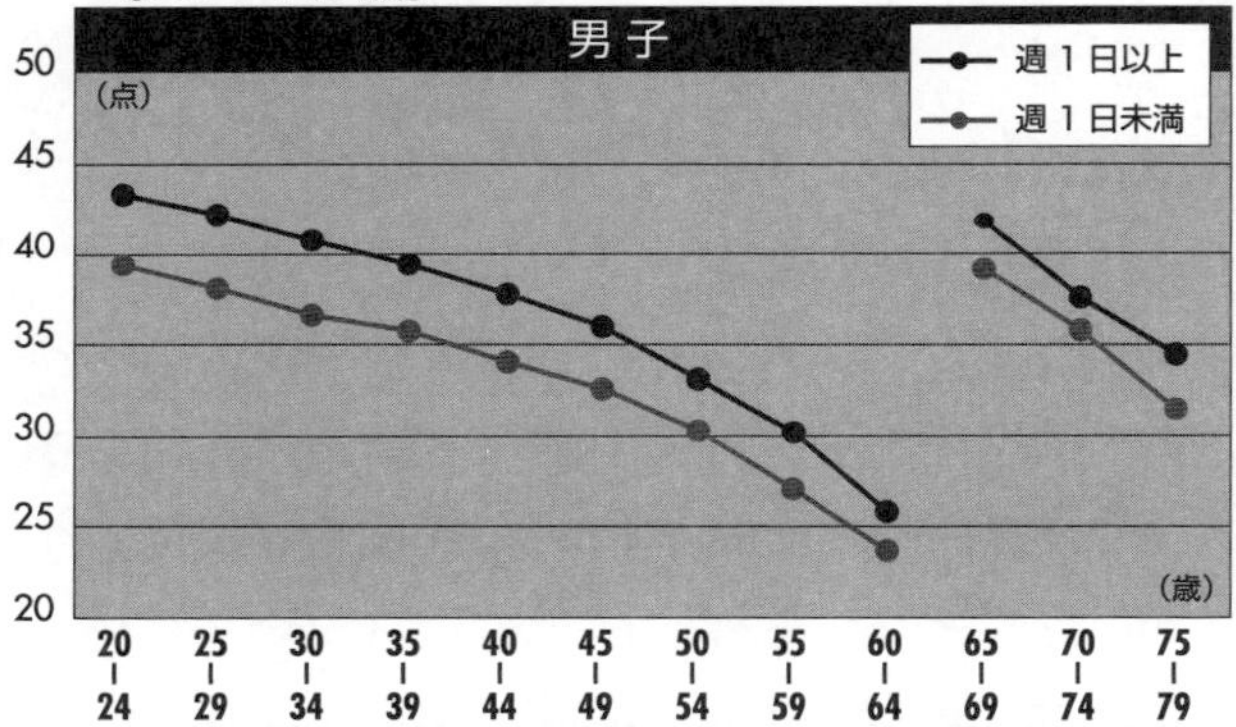

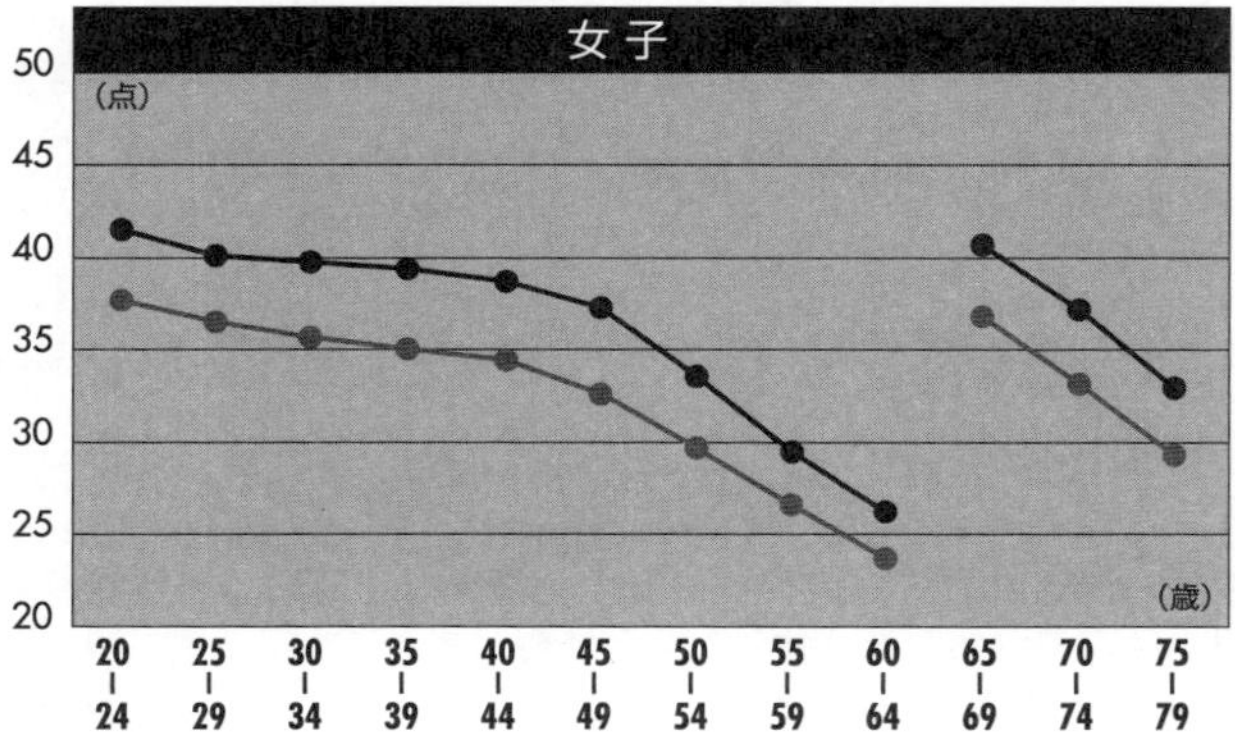

（注）1. 合計点は、新体力テスト実施要項の「項目別得点表」による。
2. 得点基準は、20〜64 歳、65〜79 歳並びに男女により異なる。
3. 週 1 日以上とは、運動・スポーツを「ほとんど毎日（週 3〜4 日以上）」実施している群、または「ときどき（週 1〜2 日程度）」実施している群。
4. 週 1 日未満とは、運動・スポーツを「ときたま（月 1〜3 日程度）」実施している群、または「しない」群。

（文部科学省）

急歩、長座体前屈が低下という結果になっており。高齢者（六五～七九歳）では、いろいろな能力がすべて上昇しています。

右の図から明らかですが、三五～三九歳で運動をしている人は、運動していない人の二〇～二四歳の人の体力に匹敵します。つまり、この年代の運動している人の体力は一五歳若いレベルを維持しています。

五五～五九歳になると、運動をしている人は五〇～五四歳で運動をしていない人よりも少し高く、五歳以上は若いことになります。

高齢になると運動している人としていない人の差は縮まりますが、高齢でも運動している人のほうが体力があり、何歳か体が若いことは確かです。

こうした違いを、運動をしていても大した差がないではないかと思うか、あるいは、これほどの違いがあるのかと思うかは、人それぞれでしょう。

◎なぜ最大酸素摂取量が重要なのか

それでは、体力の基本の最大酸素摂取量は、年齢とともにどう変わるのでしょうか。

一般には、最大酸素摂取量も、運動能力である行動体力が落ちると同様に、二〇～二四歳がピークで、徐々に落ちていきます。

最大酸素摂取量という言葉はご存知だと思いますが、意外に、正確には知らない方も多いと思いますので、一応説明しておきましょう。

酸素摂取量とは、単位時間あたりに、体がどれだけの酸素を摂り入れているかを表わした量です。ですから、最大酸素摂取量とは、「単位時間当たりに酸素を取り込む最大の量」のことで、普通は体重一キロあたり一分間に最大何ミリリットルの酸素摂取量があるかで表わされます。この値が大きいほど「全身持久力が優れている」と評価されます。

空気中には酸素が約二一％含まれ、あとは窒素が約七九％弱で、二酸化炭素が〇・〇四％です。人はこの中の酸素を吸って、二酸化炭素を吐き出して呼吸をしています。

私たちは、酸素が含まれる空気を吸って、吐き出すときには酸素の割合は少なくなり、二酸化炭素が多くなって、それを吐き出しているわけです。窒素は呼吸には関係しません。このときに少なくなった酸素が体の中でエネルギーをつくるために使われたということです。

呼吸によって、動脈に酸素をとり入れ、使われてできた二酸化炭素は静脈に送られます。ですから、酸素摂取量（一分間の）＝一回拍出量（心臓の一拍動によって送り出される血液量）×脈拍数（一分間の）×（動脈血酸素含有量 － 静脈血酸素含有量）という計算になります。

一回拍出量は、安静時は普通七〇ミリリットル程度で、脈拍数は心拍数のことで、普通は一分間で六〇～七〇拍ですから、一回拍出量×脈拍数は一分間に心臓から送り出される血液量のことで、これは「心拍出量」と呼ばれています。

強い運動などをすると心拍出量は増大します。それだけエネルギーを必要とするので、栄養を燃焼させるために酸素が必要になるからです。普通の人の安静時の「心拍出量」は約五リットル（70㎖×70拍で）ですが、運動時では最大二〇～二五リットルになります。運動時の最大の心拍出量を「最大心拍出量」といいますが、これは体を鍛えることによって増大します。

日頃有酸素運動をして、最大心拍出量が増大すると安静時の心拍数は少なくなります。一回拍出量が大きくなるので、一分間の「心拍出量」は、普通の人とほとんど変わらないのです。つまり、脈拍は少ないのですが、一回あたりに心臓から送り出す血液量が多くなるというわけです。運動を続けている人は、「最大心拍出量」が普通の人の倍近い三五～四〇リットルになることがあります。

そのぶんだけ、最大酸素摂取量（体重一キログラムあたり一分間に最大何ミリリットルの酸素摂取量があるか）も増える計算になります。

つまり、心臓が血液を体内に送り出す力が大きくなればなるほど、体内の酸素量も増えるというわけです。

ただし、ここで「動脈血酸素含有量」と「静脈血酸素含有量」というのが問題になります。「動脈血酸素含有量」とは、一リットルの動脈血中に含まれている酸素の量（ミリリットル）のことです。「静脈血酸素含有量」とは、同様に静脈血中に含まれている酸素の量のことです。「動脈血酸素含有量」が多く、「静脈血酸素含有量」が少ないほど、酸素摂取量は大きくなります。

つまり、動脈にたくさん酸素があって静脈に酸素が少ないほど、体中の細胞が効率よく酸素を吸収しているということです。動脈がせっかく酸素をたくさん運んできているのに、細胞が酸素をうまく吸収できないと、静脈にそれだけ酸素が残ることになるのです。

肺機能の異常があったり、貧血があったりすると、動脈の中の酸素量（動脈血酸素含有量）が少なくなり、体がうまく酸素を摂り入れられなかったり、体の必要な部分にうまく酸素を供給できず不必要な部分に供給するといったことが生じます。すると、静脈の中の酸素量（静脈血酸素含有量）が多くなってしまいます。

体内でもっとも栄養と酸素を必要とするのは体重の五〇％近くを占める骨格筋です。骨格筋には毛細血管が多く、筋繊維には「赤筋《せっきん》」と「白筋《はっきん》」というものがあるのですが、「赤筋」が多いほど酸素を効率よく取り入れます。「赤筋」は持久力を発揮する筋肉で「遅筋」ともいわれ、「白筋」は瞬発力を発揮する筋肉で「速筋」ともいわれます。

つまり、持久力系の筋肉が発達しているほうが、酸素を効率よく取り入れるということです。

そこで最大酸素摂取量を大きくするには、おもに次のことが大事だということになります。

一　心臓の機能に異常がないこと
二　肺機能に異常がないこと
三　貧血がないこと

四　骨格筋に毛細血管や赤筋（遅筋）が多いこと（持久力系の筋肉が発達していること）

心臓や肺機能に異常がないのであれば、運動して最大酸素摂取量を増やすことで、心臓や肺機能を高め、貧血の治療にも毛細血管や遅筋の発達を促すことにもなります。

ついでながらいっておくと、タバコの害は二番目の肺機能にも問題を生じるわけです。タバコを吸うことは、もちろんニコチンやタールの害もありますが、二酸化炭素や一酸化炭素を吸い込むので、そのぶん酸素の摂取量が減ります。スポーツをして、休息中にタバコを吸うと、休息後に運動しても最大酸素摂取量が七〇％に減ってしまうというデータも出ています。すぐに息が切れて、動きも鈍くなるというわけです。

ですから、スポーツ選手でタバコを吸っていたら、それだけパフォーマンスが落ちることになるのです。

◎最大酸素摂取量は運動していれば高水準に保たれる

最大酸素摂取量が落ちることとは、車でいえばエンジンのパワーが落ちてくるようなものです。年齢とともに落ちていくのは、車もエンジンが強いといっても、使用年数とと

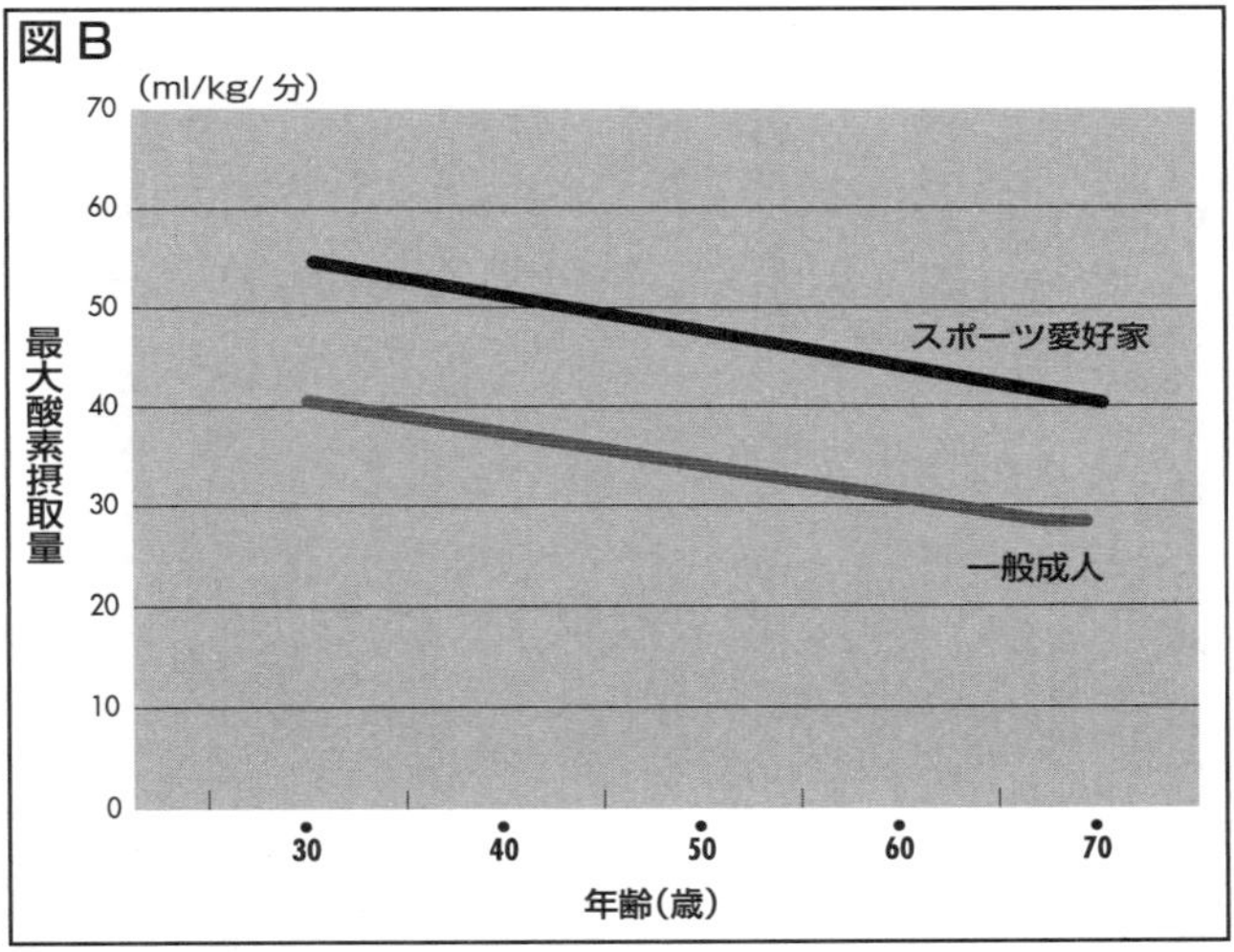

もに落ちていくように仕方ないのでしょう。

しかし、日頃運動していると、落ちても高水準で保たれます。そこが私たちの体が車などの機械とは違うところです。

たとえば、二〇歳から七二歳までを対象にした、トレッドミルを使った、ある調査によると、一般成人の二〇代の最大酸素摂取量が体重一キロあたり四二・七ミリリットルですが、四〇代では約三六ミリリットルと二〇代の八五％になり、六〇代では約二九ミリリットルと六八％になっています。およそ一〇年で約一〇％ずつ低下しています。

一方運動している人たちは、四〇代が

四九・九ミリリットル、六〇代が四六・二ミリリットルとかなり高い水準で、六〇代の人は一般の二〇代を上回るレベルにあります。しかも四〇代から六〇代の二〇年での低下率が約七・五%ですから、低下率もゆるやかになっていることがわかります（図B）。

（参考文献　小林寛道東京大学名誉教授『日本人のエアロビック・パワー』杏林書院）

もちろん、運動を日常的にやっていても、年をとることによって低下は避けることができませんが、日常的にトレーニングをしている人たちは、六〇代でも運動していない二〇代の数値を上回っているように、年をとってもかなりの高レベルを維持していることがわかります。

◎最大酸素摂取量の五〇〜六〇%の強度の運動をする

心拍数を基準にして、最大酸素摂取量の五〇〜六〇%の運動をするためには、次のような、「心拍数許容範囲」（ＨＲＲ）を目安にするのが一般的です。「心拍数許容範囲」は［最大心拍数 ― 安静時心拍数］という式で出すことができます。

安静時の心拍数は男性で六〇〜七〇、女性で六五〜七五程度で、最大心拍数は年齢が高くなるほど下がります。「最大心拍数」は成人の場合、二二〇から年齢を引いて出します。五〇歳の人ならば、最大心拍数は一七〇ということになります。

たとえば基準になる「心拍数許容範囲」（ＨＲＲ）は、年齢が五〇歳で安静時心拍数が七〇とすると、最大心拍数は一七〇で、［ＨＲＲ＝（220 － 50）－ 70＝100］で一〇〇となるわけです。

そして、トレーニングに必要な心拍数などは、安静時心拍数に心拍数許容範囲（ＨＲＲ）の何パーセントかを加えて、次のような式で出します。

必要心拍数＝安静時心拍数＋４０％ＨＲＲ
目標心拍数＝安静時心拍数＋６０％ＨＲＲ
上限心拍数＝安静時心拍数＋７５％ＨＲＲ

必要心拍数から目標心拍数が適度なトレーニングになるわけです。上限心拍数はそれを越えると、かえって危険な領域です。ですから、運動をはじめてから心拍数を徐々に必要心拍数に上げて、その後目標心拍数になるようにして、上限心拍数を越えない範囲で運動を続けるといいわけです。

たとえば、五〇歳で安静時心拍数七〇の人であれば、心拍数許容範囲は一〇〇ですから、必要心拍数は一一〇、目標心拍数は一三〇、上限心拍数は一四五ということになります。同じ五〇歳でも安静時心拍数が六〇であれば、必要心拍数一〇四になります。多くのスポーツクラブなどで設定されている心拍数の目安はこれに基づいています。しかし、これはあくまでも健康な人の目安ですから、病気や太り過ぎの人は、そんな無理はしないでください。

高齢な方、安静時心拍数が低い人ほど、必要心拍数は低いのです。日頃運動をしている人は別ですが、さてこれから運動をはじめようという方は、三〇〜四〇代でも、心拍数一〇〇程度で、息がはずむ、苦しくないくらいを当面の基準にしてください。そして、週に何回か運動することが習慣になったら、だんだんとレベルを上げていけばいいのです。

◎週にどのくらい運動すればいいのか

有酸素運動は、一週間にまとめて二〜三時間運動をしても、週に一回では、あまり効果は上がりません。かといって、毎日運動しても、週に三〜五回と効果は変わりません。

ですから、週に三回程度運動するのがもっとも効果的です。

週に三回といっても、続けて三日やるのではなく、一日おきに行なうのが効果的です。というのは、血糖コントロールやインスリン感受性の改善効果は、一回有酸素運動をすれば四八～七二時間持続するといわれています。ですから、糖尿病の予防や治療のためには、間をおいて、持続的に行なう必要があるわけです。

運動は一時的に血圧を上昇させますが、定期的に運動をすることで、心拍出量を高める効果があるので、高血圧を改善します。また善玉コレステロール（ＨＤＬコレステロール）の増加作用があり、高脂血症や動脈硬化の予防にもなるのです。さらに骨粗しょう症を予防する効果もあります。

運動することは、糖尿病だけでなく高血圧や高脂血症、脳卒中などの予防効果もありますが、それも一日おきなどで持続して行なわなければ、効果は続きません。

一回にどのくらいの時間、有酸素運動をすればいいのかといえば、必要心拍数になるような運動を、最低でも一五分、効果を上げるためには三〇～六〇分持続して行なうといいとされています。

定年退職した方ならば週に三回一時間程度の時間をつくるのは難しくないでしょう

が、仕事をもっているとなると、意外に難しいものです。ですから、日常生活の中で、なるべく速く歩くなどといった形で、運動を取り入れる工夫が必要なのです。

◎中年になったら毎日一万歩歩く

運動はやり続けることが大事なのであって、学生時代に運動部に属していたからといって、社会人になってなにも運動をしなくなってしまえば、確実に体力は落ちていきます。

もちろん、週に三回以上スポーツクラブなどに通って運動できるというのならばよいのですが、仕事で忙しい中年期には、なかなかそんな時間がとれません。せいぜい土日のうちの一回程度通うことができるかどうかでしょう。私自身も、土日は時間があればジョギングをすることを心がけていますが、やはりせいぜいそのうち一日できる程度です。一週間に一回でもしないよりはいいのですが、できれば毎日の習慣にすることです。

日常的にもっとも手軽にできる有酸素運動は「歩く」ことですが、一日一万歩程度歩かなければ体力は維持できません。一万歩歩くためには、一時間半程度歩く必要があります。毎日その時間を歩くだけのために割くのは、普通の会社勤めの方には、難しいでしょう。

ですから、普段の生活の中で、できるだけ歩くことを心がけるようすればいいのです。たとえば、会社の往復だけでも、それなりに運動にはなっています。自宅から会社までの通勤時に自宅から駅、駅から会社まで、あるいは乗り換えのために歩いています。また、会社の中でも歩いているでしょうし、仕事で外に行くこともあるでしょう。そうした日常的な歩数がどのくらいになっているかが問題です。

私は家と大学の往復と、大学の中で研究室から教室までの移動などを含めて、日常的な生活では、ほぼ七〇〇〇歩程度しか歩いていません。

営業職などで、外を歩くことが多いといった仕事以外では、平均的にはせいぜい六〇〇〇～七〇〇〇歩程度でしょう。デスクワークが主体の仕事の方はもっと少ないかもしれません。

一万歩をクリアするためには、それなりの工夫が必要です。たとえば、帰宅時は会社の最寄り駅の一駅前まで歩く、バスを利用しているのなら、往復のどちらかをバスを利用せずに二〇～三〇分歩くといった、ちょっとしたことでも違います。

現役で仕事をしていれば通勤などでどうしても日常的に歩かなければなりませんが、リタイアした方は、日常生活ではどうしても歩くことが少なくなります。外に出なければ、一日一〇〇〇歩も歩いていません。ですからよけいに歩くことを心がけ、毎日散歩するなどしたほうがいいのです。

最大酸素摂取量が高いか低いかは、体だけではなく、脳にも関係します。脳は酸素と糖分で働いているわけですから、酸素の供給量が少なくなれば、それだけ働かなくなります。その酸素の供給量を増やすには有酸素運動が必要ですから、脳にとっても非常に大切なことなのです。

もちろん、脳は酸素の供給量が急に減っても大丈夫なようにできていますが、つねに酸素の供給量が少ない状態では、脳は活発に働かないことになります。最大酸素摂取量が少なくなっているということは、それだけ働きも鈍くなるということがいえるわけです。

年齢にかかわらず、脳と体の健康を保つためには、毎日、最低でも一万歩歩くようにしてください。

◎筋力は年齢とともにどのくらい減るのか

最大酸素摂取量とともに大切なのは筋力です。筋力は、健康な人でも、普通の生活をしているだけでは、当然のことながら、年齢とともに落ちていきます。筋力が年をとるとともにどう衰えていくかについては、いろいろな研究が行なわれています。

体の部分によっても違いますが、腕など上半身の筋肉よりも、太ももなど下半身の筋肉が衰えやすいのです。

たとえば三〇歳から六五歳で、腕の筋力は男性が三〇歳のときの七八%、女性が八五%に、脚の筋力は男性六五%、女性六九%に減ってしまいます。脚の筋肉は三〇年で三〇%以上減ってしまうことになります（図C）。

ことに脚の筋力でも前側の低下が著しいのです。日本人四〇〇〇人を調査したという（図D）を見ていただけばおわかりのように、太ももの後ろ側の筋肉は、男性も女性も二〇代から八〇歳まで、衰えが多い男性で一〇%程度とそれほど衰えませんが、太ももの前側の筋肉は男女ともに四〇%以上も衰えています。

図 C 筋力の変化

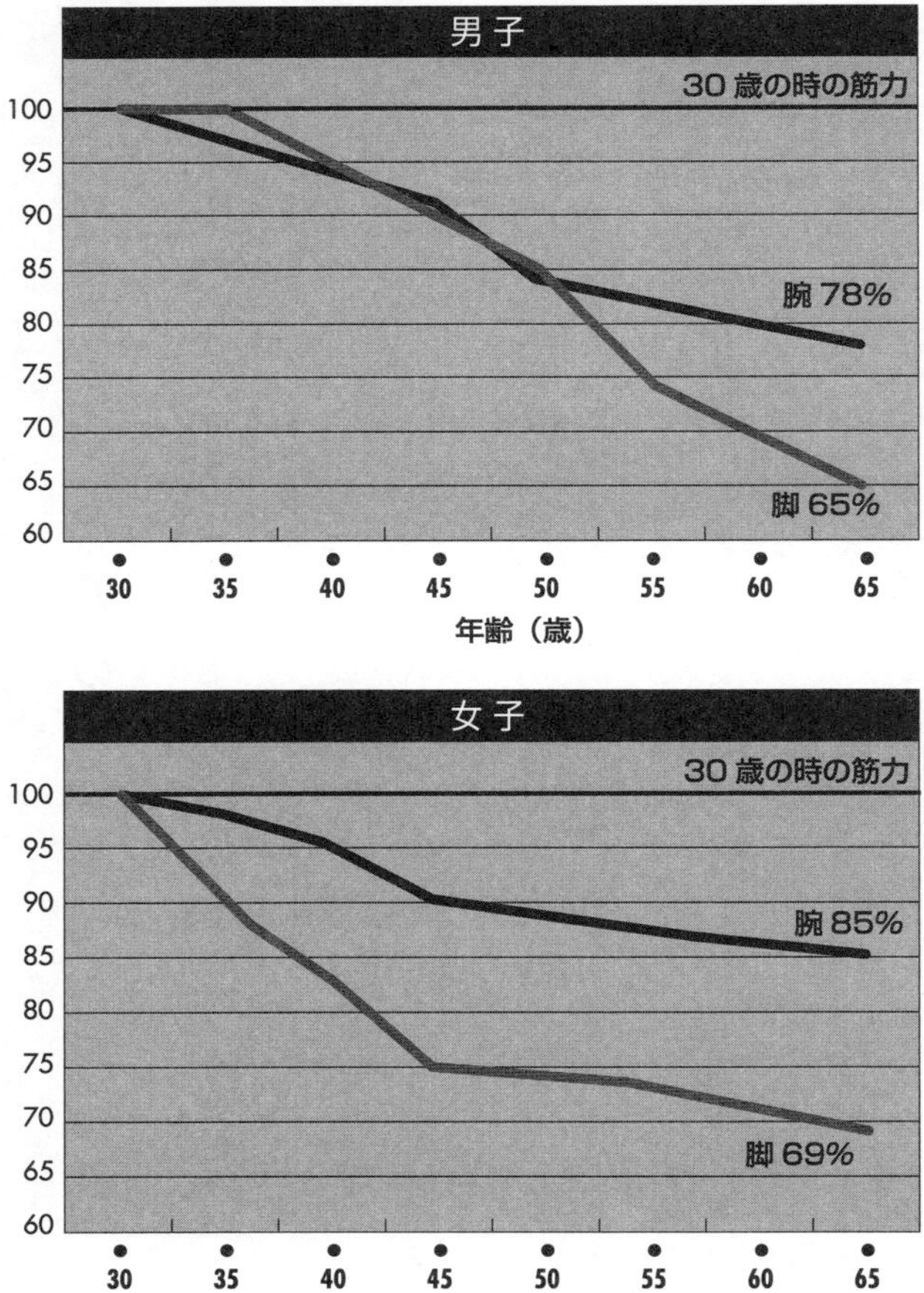
男子
30 歳の時の筋力
100
95
90
85
80
75
70
65
60
腕 78%
脚 65%
30
35
40
45
50
55
60
65
年齢（歳）
女子
30 歳の時の筋力
100
95
90
85
80
75
70
65
60
腕 85%
脚 69%
30
35
40
45
50
55
60
65
年齢（歳）

図D 年とともに変化する筋肉の厚さ

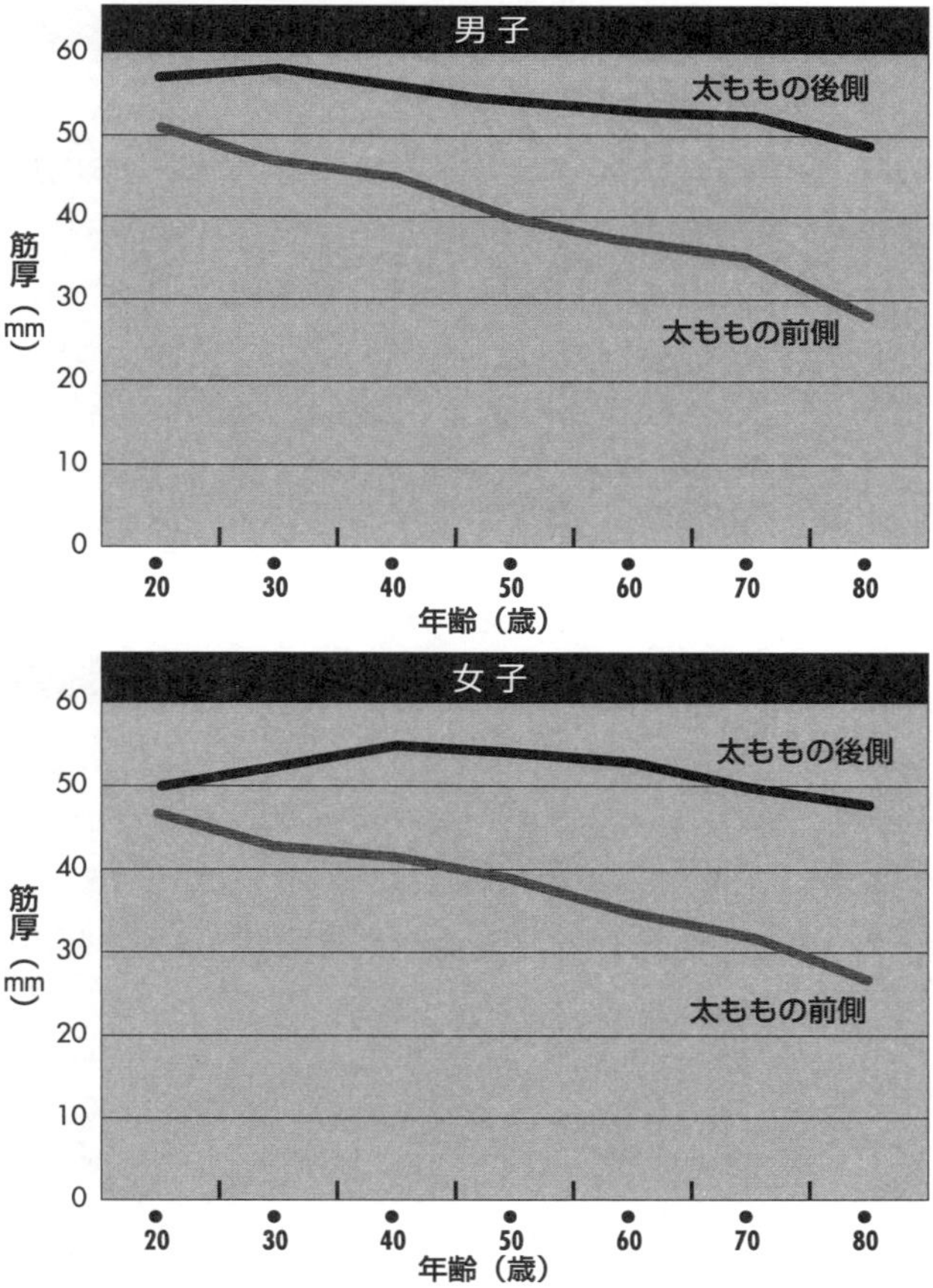

太ももの前側の筋肉は、膝を伸ばすときに使う筋肉
太ももの後側の筋肉は、膝を曲げるときに使う筋肉

図 E 腕の筋肉の変化

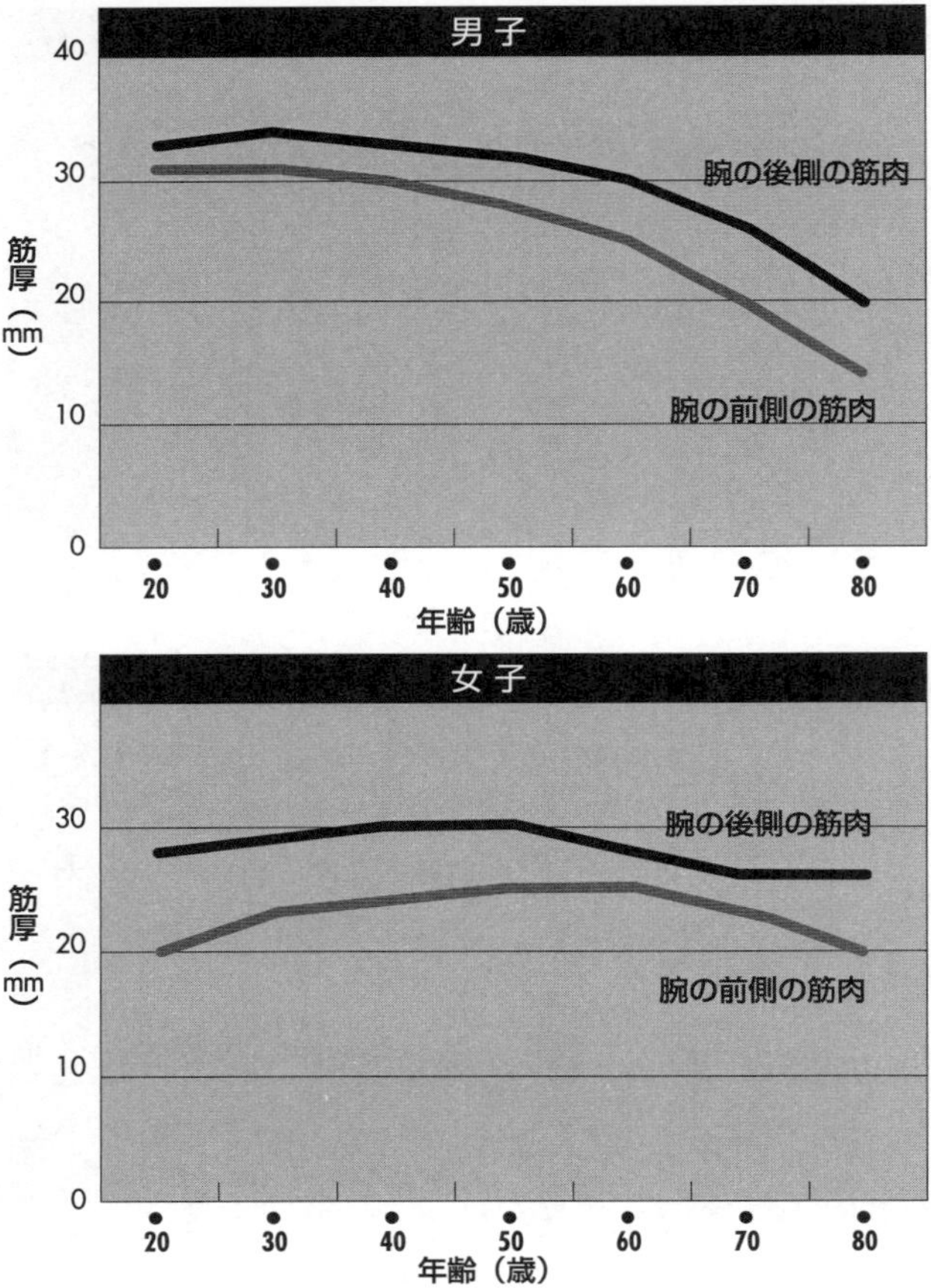

腕の前側の筋肉は引き寄せるための筋肉
腕の後側の筋肉は突き放すための筋肉

図F　腹筋の変化

（図C〜F、財団法人 健康・体力づくり事業団）

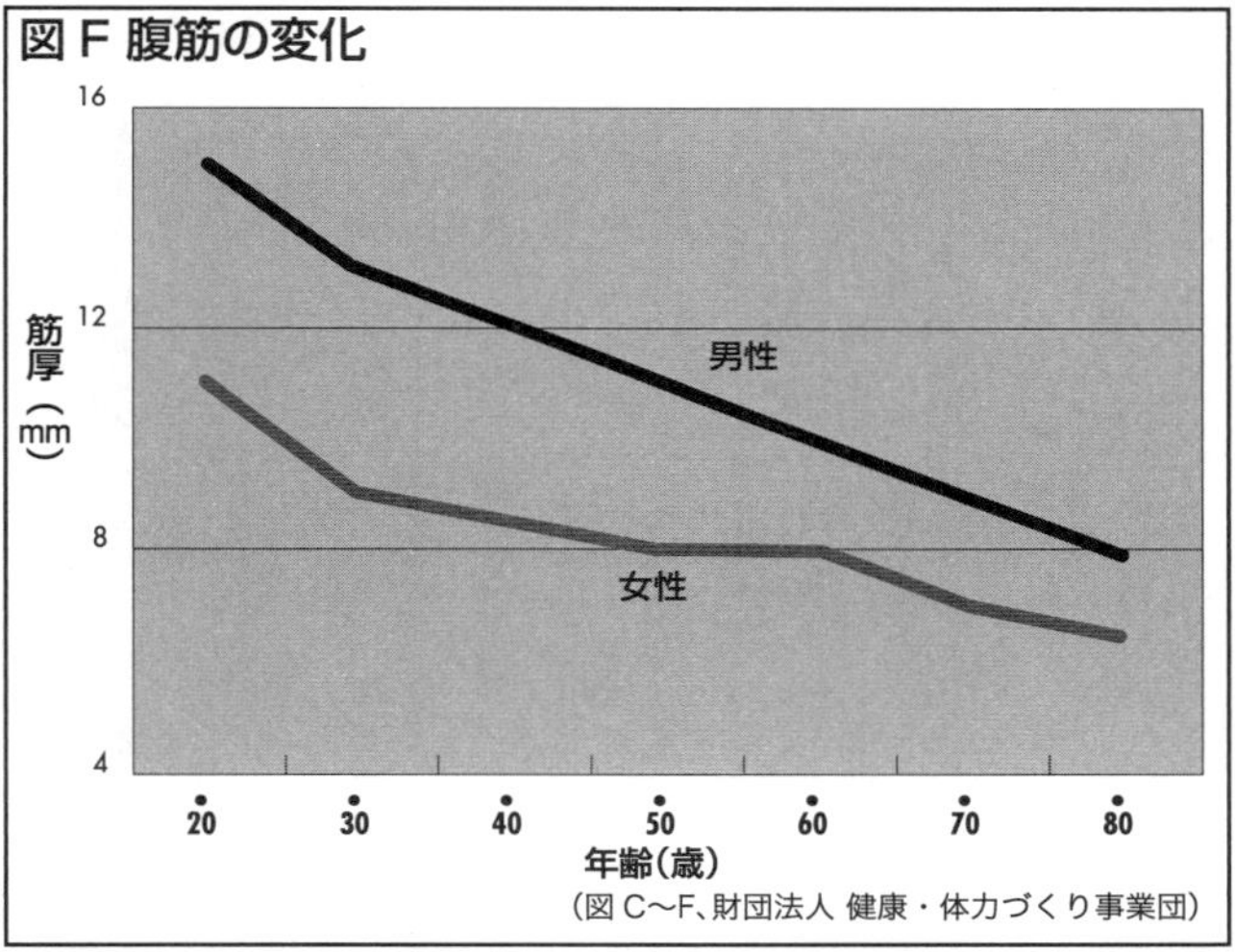

　前側の筋肉は、歩いたり階段を上るなど、太ももを前に出したり膝を上げたりするときに使う、日常生活に必須なもので、その筋肉の衰えが大きいのです。そのために、高齢者の歩き方などを見るとおわかりのように、脚を上げることができずに、すり足になって、転びやすくなります。

　腕の筋肉については、男性のほうが極端に落ちています（図E）。

　また、加齢とともにお腹の周りに脂肪がつきやすくなり、ぽっこりと出てきます。それは腹筋が減ってしまうからです。腹筋は八〇歳近くなると、二〇歳の頃の六〇％と、四〇％も減ってしまいます（図F）。

いま見てきたように、それぞれ体の部位によって差はありますが、全体的に筋力は五〇歳を過ぎるとその低下が激しくなります。

それでいながら、脂肪の量は年齢が上がるにつれて増えていきます。筋肉が減って体重は増えるとなれば、それだけ贅肉がつくことになり体の動きは鈍くなりますし、動かすのも億劫になってしまいます。ますます動かなくなり、筋力は加速度的に低下してしまいます。

ですから、高齢になればなるほど、筋力をいかに保つかが大切になります。

◎筋力は年をとっても増やせる

なぜ年をとると筋力が落ちるのかといえば、筋肉を構成する筋繊維の大きさが萎縮することと、その筋繊維数が少なくなるからです。

筋繊維の大きさは三〇～三五歳でピークに達して、その後ゆるやかに減少しますが、六〇歳前後まではほとんど変わりません。六〇歳以後に大きく減少します。しかし、大きく減少するのは、前にもお話ししたように、筋繊維には速筋と遅筋がありますが、速筋のほうです。高齢になっても遅筋のほうは比較的保たれています。

高齢になるほど、速い動作ができなくなったり、大きな力を出すことができなくなるのは、そのためです。

筋繊維数の減少については、二五歳をピークにして六五歳までの四〇年間で約二五％減少し、それ以降八〇歳までの一五年間で、さらにその二五％減少するといわれています。つまり、六五歳まではゆるやかな減少ですが、それ以降になると減少の速度が速くなるというわけです。

速筋と遅筋のどちらのほうが数が少なくなるかということについては、まちまちで、はっきりしたことはわかっていません。

いずれにしても、そのままでは年とともに筋力は落ちることになります。

しかし、高齢になっても筋力は鍛えれば、強くなるのです。六〇～七二歳を対象にして一二週間の筋力トレーニング（レジスタンス運動というときもあります）をした結果、大腿部《だいたいぶ》の筋肉の面積が一一・四％増加し、最大膝屈曲筋力が一七〇％に、膝伸展筋力が二二七％に増加したという報告もあります。ことに肥大したのは、遅筋よりも速筋です。

つまり、衰えやすいほうの筋繊維が大きくなったのです。

高齢になっても、三ヵ月程度、筋力運動を続ければ、筋力は増えるのです。筋力は八〇代になっても、いやいくつになっても鍛えて増やすことができるともいわれます。六〇歳を越えてから、筋肉もりもりの体をつくることもできない話ではないのです。

健康を維持するためには、無理にそんなふうになる必要はありません。自分の体力に応じて、筋力を維持するようにすればいいのです。筋力を高めるためには、負荷をかけなければなりませんから、高齢になるほどその負荷の調整は微妙で、それぞれの体力に応じて計画的、定期的に行なう必要があります。

五〇代をすぎたら、ことに気をつけたいのは、まず下半身の筋力を衰えさせないようにすることです。太ももの前面の筋肉である大腿四頭筋を鍛えることが大切です。さきほどもお話ししたように太ももの後ろよりも前面の筋力が衰えやすいからです。

この筋肉は、普通に歩いていたのでは、なかなか鍛えられません。脚を前方に上げる筋肉ですから、普段の生活ではなかなか使わないからです。日常生活ではできるだけエレベーターやエスカレーターを使わずに、階段を上ればいいのです。エレベーターやエスカレーターがあると、私たちはすぐにそれに乗って楽をしがちですが、そうした生活がいよいよ太もも前面の筋力を落としていくわけです。

さらに、腹筋、背筋、尻の筋肉（大臀筋《だいでんきん》）、太ももの骨と背骨をつなぐ腰の筋肉（大腰《だいよう》筋《きん》）なども大事です。これらの筋肉も、歩くだけではなかなか鍛えられません。

よくご存知のように、筋肉は負荷をかけた運動をして一度損傷して回復して大きくなります。その回復時間は年をとればとるほど遅くなりますし、人によって違います。ですから、トレーニングの頻度や強度は、無理をしないことです。それまでほとんど運動らしいことをしてこなかった人が、いきなりやり過ぎると、かえって体を壊すことにもなりかねません。

できれば、四〇代になったら、少しずつトレーニングをしておきたいものです。そうすれば五〇代になっても筋力を維持することができます。しかし、もっとも忙しい年齢だけに、実際には難しいのでしょう。少なくとも五〇代からは自分でできる範囲で、太ももの前面、腹筋、背筋などについては、衰えないように心がけたいものです。そうすれば、筋力が大きく落ちる六〇代になっても大丈夫なはずです。

いくつであっても、自分の年齢に応じて自分ができる範囲の運動をして、筋力を維持する、できれば筋力を増やして、若々しい筋肉を保ちたいものです。筋力はいくつになっても増やすことはできるのですから、それはその人の心がけ次第です。

◎二週間も寝たきりだと若い人でも動けなくなる

普通の生活をして多少動いていても、年齢とともに筋力が落ちるのですから、寝たきりのようにまったく使わずにいれば、その落ち方は著しいのです。体を使わずにいると、最大酸素摂取量も筋力もすぐに減ってしまいます。ネズミを使った実験で、足を動かないように固定してしまうと、筋肉量は一週間で半分になってしまいます。

私のかつての同僚だった鹿屋《かのや》体育大学・前学長の福永哲夫さんが、日本人宇宙飛行士の筋断面積を測定していますが、二週間の宇宙滞在によって約一五％も筋量が低下し、地球帰還一ヵ月後でも充分な回復が見られなかったと報告しています。宇宙飛行士は一日で一％も筋力が衰えてしまいます。

宇宙での無重力での呼吸状態と同じように頭を水平から一〇度近く低くした状態で、若い成人男性を三週間ベッドの上で完全に休養させた状態にしておく実験が行なわれています。それによると、最大酸素摂取量と、空気を肺に取り込む最大換気量が約三〇％

低下し、最大心拍出量が約二六％減ったと報告もされています。これらの機能は二〇歳頃から毎年一％ずつ低下しますが、それに換算すると、この人は三週間で三〇歳も年をとってしまったことになります。

寝たきり状態でも二日で筋力が一％衰えるといわれます。すると二週間で七％も衰えるのですから、ベッドから起き上がることができなくなってしまうわけです。宇宙飛行士はその倍の速さで筋力が衰えてしまうのですから、地上に降りて来たときは、ほとんど歩けないぐらいになってしまいます。ですから、宇宙にいても毎日二時間近くのトレーニングをしなければいけないのです。

私たちが普通に日常生活を送っているということは、立つこと自体がすでに重力に逆らって筋肉を使っているわけです。さらに、通勤、通学などで歩いたり、日常生活のいろいろな局面で動いていることで、日常的に筋肉を使っています。それで最低限必要な筋力は保つことができているのです。

しかし、ただ日常生活を送っているだけでは充分ではありません。すでにお話ししたように、年齢とともに筋力が落ちてしまうからです。

私たちのいまの生活でもっとも悪いのは、一日中、オフィスの中で座りっぱなしでパソコンの画面の前に座っている生活です。それでは筋力の落ち方がさらに大きくなります。

◎筋肉の質には、遺伝がかかわっている

ここで、筋肉と遺伝とのかかわりをお話ししておくことにしましょう。

運動能力については、遺伝的な要素が大きく左右するものです。もちろん、トレーニングを積めばそれなりに運動能力は発達しますが、それでもごく平凡な運動能力しかない私たちがオリンピックに出られるようなレベルになるのは、まず無理ですね。

オリンピック選手がたくさん出る家系というのがあるのです。その家系のあるオリンピック選手を調べたところ、血液検査で、ヘモグロビンの濃度が一〇〇ミリリットル当たり二〇グラムと、平均の一三・四〜一七・四グラムを大幅に上回っていました。そこで、さらに検査してみると、赤血球をふやす遺伝子エリスロポエチン受容体に変異があったのです。赤血球のヘモグロビンが多ければ、酸素を供給する量が増えます。つまり、運動能力の基準である最大酸素供給量もぐんと高くなるわけです。

ですから、こういう人は持久力があって、平地にいても高地トレーニングをしているような状態になり、普通の人よりもずっと長く走ることができます。この選手の家系には、何人もオリンピックに出た人がいたのですが、それは、このように赤血球をふやす遺伝子変異があったのです。そうした人たちは「オリンピック症候群」と名づけられています。

もう一つは、筋肉繊維の速筋と遅筋についての遺伝です。筋肉に持久力があるか瞬発力があるかは、遺伝子によって決まっているようなのです。短距離走者に向く筋肉にかかわる遺伝子と長距離走者に向く筋肉にかかわる遺伝子が違うのです。つまり、短距離走者に向いている人は、速筋をつくりやすくできていて、長距離走者に向いている人は遅筋をつくりやすくできているということです。

このように筋力については、遺伝がかかわっている部分も大きく、同じようにトレーニングをしても筋肉のつきやすい人と、つきにくい人がいるようなのです。といっても、それが問題になるのは、どういうスポーツが向いているか、あるいはスポーツ選手になるといった場合で、健康を維持するためには、問題になるわけではありません。筋力が多少つきにくいといっても、定期的にきちんと運動していれば、少しずつでもついてきますから。

◎運動すれば脳の働きもよくなる？

それでは運動しているときに脳はどのような動き方をしているかといえば、いま運動しているときの脳の働きをきちんと測定する技術はありません。

正確に見るためにはｆＭＲＩを使わなければなりませんが、ｆＭＲＩの中に入って動くことはできません。

動いているときの脳の状態を調べるには、光トポグラフィーというものがあります。音読をしているときの脳の動きなどを調べたり、トレッドミルなどで歩いている、エアロバイクなどで自転車漕ぎのときの脳の状態を測るのに使われています。ただし、これはあまり正確な脳の動きがわかるわけではありません。

かなり大雑把な血流がわかる程度で、脳波を測るくらいの信頼性しかありません。再現性があまりないこととデータが取りにくいのです。確かに、ある部分はパーッと赤くなったりするのですが、時間とともにこちらが赤くなったりあちらが赤くなったり、消えたりするので、それをどうデータにするかというのがなかなか難しいのです。

ですから、残念ながら、研究者の間では、光トポグラフィーのデータはあまり信用されていません。素人が見ても、赤くなったりするのがわかりやすいので、受けはいいのですが、信頼性は低いのです。一般的に使われるのは、脳波のほうです。

正確に測定するためにはｆＭＲＩを使わなければならないのですが、それは動いているときには使えないということで、動きながら測ることはできないのが実情です。ですから、この運動は脳のどの部分に刺激を与えるといったことは、わかりません。

それでも、すでにお話ししたように、運動することで最大酸素摂取量が増えることで、血流がよくなり、脳にも酸素が多く運ばれます。そして筋力量が多いということは、運動したときの血流をさらによくします。ですから、当然脳の働きも全体的によくなるというわけです。

◎気力と体力と環境の関係

その人がどのくらい行動力があるかどうかは、もちろん筋力があることが大切です。

そして、筋力とはいまお話ししたように、鍛えるかどうかで維持したり、増やすことが可能なものです。ですから、当然、日頃鍛えないとどんどん筋肉は減ってしまうわけです。それが大きな問題になってくるのが、年をとってからということで、その差が健康面、脳の働きなど、いろいろな面で表われてくることになります。

筋力と遺伝の関係について少し触れたように、もともとどのくらい体力があるかどうかは、遺伝的な要素も影響します。しかし、普通に健康体であれば、それ以上にどういう生活習慣を送っているかによって決まってきます。

家にひきこもってまったく体を動かさずに、ゲームやパソコンばかりやっているような生活をしていたら、若い人でも筋肉が落ちて、体はもちろんのこと、精神的にもよくないのは、誰でもわかると思います。それでは、若くして何十歳も老けた体になってしまいます。

また、ウィークデーは朝早くから夜遅くまで仕事、それも社内でパソコン画面に向かっているのが大半で、家に帰っても、多少のお酒でストレスを解消して、食事して風呂に入って寝るだけという生活。そして、週末は疲れて遅くまで寝ているといった生活では、当然不健康で、いずれは体を壊すことにもなりかねません。

もちろん、睡眠時間も六～八時間程度は確保する必要がありますが、体の健康のためにも、脳の健康のためにも、体を動かすことが必要です。最大酸素摂取量と筋力のお話しをしてきたのは、そのためです。

ですから、日常的に、歩いたり、筋力運動など、体を動かすことをどのくらいしているかどうかで、老いない脳、老いない体をつくることができるかが決まってきます。

そのときに問題になるのは気力です。体を動かそうという気がなければ億劫《おっくう》になるものです。ことに年をとればとるほどそうです。最近は脚、腰など整形外科で手術をしても、手術後すぐにリハビリをはじめます。早い場合などは、手術の翌日から少しずつ動かすようにさせます。

入院してベッドで寝ていたらすぐに筋肉が落ちるということはすでにお話ししましたが、それを元のところまで回復させるのは非常に大変です。年をとればとるほど、なかなか元には戻せなくなります。高齢者が骨折などをして何週間も動けないと、そのまま歩けなくなってしまうのは、骨折が治っても、筋肉が回復しないからです。

ですから、早期のうちにリハビリをするのです。リハビリを行なうときには、気力が大切です。若いうちは早く元通りに動けるようになりたいと、頑張ることができます。

しかし、年をとると気力もなえてくるものです。「もう年だから、いいや」といった気持ちになると、「こんな痛い思い、大変な思いをしてまで、なぜこんなことをやらなくてはいけないのか」などと、頑張ろうとする気力も湧きません。

しかし、動けなくなって車椅子になったり、寝たきりになってしまったら、ますます筋力は落ちます。もちろん、最大酸素摂取量もどんどん低下して、体だけでなく脳の血流も悪くなります。しかも動けないので刺激もない生活で、そのままボケてしまうことにもなりかねません。

若いときもそうですが、ことに年をとればとるほど、怪我で骨折したり、寝つくような病気をしないように気をつけなければなりません。

年をとればとるほど、病気にならなくても、体を動かすことが面倒になります。最近は定年後スポーツクラブに通う方も多くなっているようですが、やはり高齢の方でも、男性よりも女性のほうが活発なようです。

現役中であれば、男性も早く仕事に復帰しなければと、早く治そうという気力がありますが、定年になって仕事がなくなると、そうした気力が起こらなくなるのでしょう。高齢になっても、体を動かそうとか病気を早く治そうという気力は女性のほうがあるようです。それは、女性の場合、家事もあれば、子どもや孫の世話もしなくてはいけないという、自分が必要とされている環境があるからでしょう。

このように、気力が出てくるかどうかは、環境も大きいものです。家族など周囲の人たちが励ましたり、周囲の人たちが頑張ってリハビリをしているのを見れば、「私も」とやる気力も起こるでしょう。

ですから、もともとのその人の体力も大切ですが、さらには気力、環境も大きな要素になります。そういう意味では高齢者にとっては、その人の体力は素質（もともとの体力）、気力、環境によって決まってくるということもいえます。

◎日常的に体を動かす生活を心がける

現代人の生活環境は、事務的な仕事が主体ですし、移動のときには車を使うというように、どんどん体を動かさなくてすむようになっています。農業や漁業、工事現場などで働くなど、体を使うのが仕事であれば、日頃から体を動かしていますが、日常生活の中で、筋肉を使うことが少なくなっています。ですから、運動などをして意識的に体を使うことを心がけなければいけないわけです。

リタイアしてしまうと、家の中に閉じこもりがちになるのですから、一層体を使わない生活になってしまいます。ですから、そういう人こそ、日常的な運動を心がけなければいけないわけです。

主婦であれば、家事でこまめに体を動かしています。掃除、洗濯、買い物、料理なども、家電製品が便利になったとはいえ、やはりけっこう体を使わなければなりません。ただし、それだけでは、やはり運動量も足らないし、使わない筋肉もあるので、それを補ってやることが必要です。

また、お坊さんがボケずに長生きだという話がありますが、お坊さんはあえて運動をしているわけではありませんが、日頃体を使っているといえます。もちろんお坊さんといっても、人それぞれでしょうが、お坊さんは庭掃除、草取りなど日常の仕事も修行です。また、朝早く起きて、お経を読み、坐禅を組む日常です。しかも、高齢になっても、定年などなく、死ぬまで現役の生活をしているわけです。普通の高齢者と比べると、体も使っていますし、声を出してお経を読んだり、坐禅を組むことで、脳内のセロトニン神経が活性化するという説もあります。

普通の人と比べれば、寺の中を歩き回るだけでもかなり歩いているでしょうし、お寺などはもともとは石段があって高いところにありますから、出入りするだけでもかなり歩くということもいえるでしょう。お坊さんの場合には、もちろん、規則正しい生活が体にも脳にもいいことはいうまでもありません。

高齢になって一番悪いことは、家から外に出ずに、歩かなくなってしまうこと、体を動かさないことです。最近の高齢者は昔から比べると歩く速度が遅くなっているという話もありますが、それは日頃体を動かさない、歩かないからでしょう。

最近、平日のスポーツクラブなどは、高齢者や主婦でにぎわっているということですが、それはようやく運動の重要性というのが浸透してきたことで、とてもいいことです。

それに比べると、働き盛りの中年の男性がいちばん体を動かさない生活をしているようで、そのまま年をとったら、体も動かなくなり、頭も働かなくなるということにもなりかねません。

日常生活の中で歩いたり、体を動かす習慣をつける、あるいは折に触れてスポーツクラブなどを利用して運動をすることが大切なのです。

第5章

年をとっても記憶力を高めることはできる？

◎度忘れは心配しなくていい

すでにお話ししてきたように、四〇歳以降は徐々に脳細胞は死んでいきます。脳を老いないようにするには、四〇歳以降一〇年で平均五％ずつ減っていく速度をできるだけ遅くすることです。いまの科学では、残念ながら脳細胞を若返らせることはできません。

もう一つは、脳の神経細胞同士のつながり方をよくすることです。神経細胞の情報はシナプス（神経細胞同士の隙間）を通して流れているので、そのシナプスのつながりをよくすることです。それによって神経細胞は活性化します。これについては、後で具体的にお話ししますが、脳をよく使うということです。

年をとるにしたがって、培われる能力と徐々に失われていく能力があります。失われていく能力といって、すぐに思い浮かぶのは記憶力でしょう。四〇代後半くらいから自覚するようになると思いますが、何かを覚えようとしても、なかなか覚えられなくなるし、すぐに忘れてしまったりします。

ただし、度忘れといって、人の名前やものの名前がどうしても出てこないといったこことがありますが、これは第3章で少しお話ししたように、脳の老化とは関係ありません。子どもでも若い人でも度忘れはあるのです。ただ、年をとればとるほど知識や経験を積み重ねていますし、たくさんの記憶が蓄えられているので、そこから必要な情報を呼び出すのに時間がかかったり、なかなか出てこなかったりすることがあるのです。

そのときに思い出せなくても、記憶自体は脳の中のどこかに保存されています。度忘れとは、それが必要なときに出てこないことです。人がその名前をいってくれれば、「ああ、そうそう」とわかるのですから、記憶自体が消えているわけではありません。

ですから、度忘れを心配することはありません。自分が「もう年だ」などと思うから、よけい度忘れが目立つように感じるのです。

同じように思い出せないことでも、記憶にきちんと定着していないことは、なかなか思い出せません。覚えたつもりでもうろ覚えで、記憶自体が曖昧《あいまい》なのです。

また、無意識におこなっていることも、思い出せないことがあります。たとえば外出したときに、カギをかけたかどうかが心配になって、一度家に引き返したといったことはありませんか。習慣的にやっていることなどは、いちいち意識せずにおこなっているものです。ですから、そのことをしたかどうかがきちんと記憶に定着していないのです。

たいていは、きちんとカギをかけているものです。

そんなことも年のせいだと思うかもしれませんが、そんなことはありません。確認するクセをつけておけば、意識するので、記憶に定着します。

◎記憶力を高めるにはストレスを避け、海馬を鍛える生活を

いま覚えたばかりのことや直前の体験など、短期記憶を司るのはすでにお話ししたように海馬です。脳細胞は増えないとお話ししましたが、海馬だけは例外で、神経細胞が増えるのです。それは他の脳の神経細胞では新しい細胞になってしまったら混乱してしまいますが、海馬は一時的に記憶するだけなので、新たな細胞ができても混乱しないからと考えられます。

このことはまずネズミの実験でわかりました。ケージに回り車やトンネルなどのおもちゃを入れたり、ケージそのものを広くして運動できるようにしたネズミと、狭いケージでえさと水を入れただけのネズミを比べると、前者のほうが海馬の神経細胞が多く分裂するのです。

人間では、ロンドン大学マグガイアー教授による、こんな実験報告があります。ロンドン市内のタクシー運転手を調べたところ、ベテラン運転手ほど海馬が大きいことがわかったのです。ロンドン市内は道が複雑に入り組んでいるので、タクシー運転手は、それを覚えておかなければなりません。道をよく覚えているベテラン運転手ほど海馬の神経細胞がよく増殖しているというわけです。しかし、いまのようにカーナビが普及してしまっては、タクシー運転手さんも道を覚えておく必要がないかもしれませんね。

もうひとつ、社会の中で対人関係で優位な立場にいる人ほど海馬の神経細胞の増殖力が高まるという報告（アメリカのプリンストン大学のグールド教授）もあります。これは、上の立場にいる人のほうが人間関係のストレスがないことが大きな要因と考えられます。

逆に、精神的な強いショックを受けると、海馬が死にやすいこともわかっています。アメリカで戦地からの帰還兵や幼児期に虐待を受けた人の脳を調べてみると、海馬が極端に萎縮していて、記憶障害を起こしていたことがよくあるそうです。これはＰＴＳＤ（心的外傷後ストレス障害）ですが、このように、思い出したくない嫌なことを体験した人に起こりやすい現象です。嫌な体験の記憶を消し去ることで心の平安を保とうとするのですが、そのときに海馬の神経細胞がいわば自殺してしまうわけです。

それほど悲惨な体験でなくても、たとえば、何か嫌な体験があって、うつ状態になったままほうっておくと、海馬の神経細胞が死んでいって、記憶障害を起こすことがあります。ストレスも海馬の大敵なのです。

ですから、記憶力を衰えさせないようにするには、海馬の神経細胞が死にやすいような状況を避け、海馬の神経細胞が増殖するようにすればいいということになります。

ということは、うつ状態にならないように、ストレスをうまく受け流す。海馬は虚血に弱いので、血管障害が起こらないように食事に気をつけ、適度な運動を心がけることです。

さらに、海馬を活性化するには、積極的に刺激のある生活、さらに好奇心をもっていろいろなことを学習する。そうすれば、海馬の神経細胞を増殖することができるかもしれません。少なくても海馬の神経細胞をいつも活用することで、死なないようにすることはできます。

◎眠っているときに記憶は固定される

海馬の神経細胞が活性化すれば、当然、記憶力や暗記力が高くなるということになります。しかし、それはとりあえず、短期的な記憶です。それを覚えておくためには、短期記憶が長期記憶にきちんと移行されて収められなくてはなりません。

海馬の中の一時記憶は、時間の経過とともに大脳皮質全体のいろいろなところに移し換えられていくのです。ですから、海馬の大切な役割はとりあえず短期の記憶を蓄えて、その記憶を長期記憶に移していくことです。

短期記憶の記憶が長期記憶に移行され固定されるのは、睡眠中と考えられています。眠ることによって、昼間の必要のない記憶を消して、大事な記憶だけを残すのだろうというのです。アメリカのハーバード大学のスティックゴールド博士が多数の被験者で断眠実験を行なって、記憶力を高めるためには、最低六時間の睡眠時間が必要で、七・五時間眠ったときがもっとも効果があると発表しています。さらに、チューリッヒ大学のゴッフェリッヒ博士が、音の並び（音列）を覚えさせて、数時間後にどのくらい正確に覚えているかというテストをしました。思い出す前に充分な睡眠時間をとった人は、眠らなかった人に比べてずっと成績がよかったのです。もう一つ、ここで注目すべきことは、眠ったわけではなく、目を閉じてリラックスしていただけでも、同じ程度の成績をあげることができたということです。

ということは、睡眠ではなくても、脳が休めるようなリラックスした状態にあれば、短期記憶から長期記憶に移行するということになります。ただし、休んでいるといっても、テレビを見ながらでは効果がなく、あくまでも外界の刺激を遮断した状態で、ということです。

なぜ睡眠中やリラックスしているときに、長期記憶に移行するのかということは、ほとんどわかっていません。ただし、脳の神経細胞の電気信号を調べると、何か刺激があると、ピッピッと強い電気信号が出ているのですが、刺激がないような状態や眠っているときには、間欠的にポッポッと弱い電気信号が出ています。この電気信号が、記憶を固定したり消したりするのに必要なのではないかと推測されています。

睡眠やリラックスした休息状態が記憶を固定するのに大切なのです。休息状態でも同じような効果があるのですから、眠れなくても、横になって休んでいるだけでも効果があるということになります。不眠症でも問題はないということがいえます。また、自分では眠れないと思っていても、実際には、眠りが浅くても何時間かは眠っているものです。ですから、不眠症だから記憶力が衰えるなどと心配することはありません。

◎「長期増強」で記憶が定着する

長期記憶に収められたとしても、その記憶が必要に応じて取り出せなければ、役に立たないわけです。

そのように記憶を引き出して使うときに脳にどのようなことが起こっているかといえば、脳の神経細胞同士がうまくつながっているのです。神経細胞同士はシナプスを通じてつながるのですが、そのつながり方が活発なのです。ですから、長期の記憶力をよくするためには、シナプスを強化すればいいということになります。

どうすればシナプスが強化できるでしょうか。

一九七二年に、ブリスという人が、ウサギの脳で海馬への入力神経を高頻度で刺激すると、その後伝達効率が数倍増し、その効率アップ状態が何日間も続くという現象を発見しました。

どういうことをしたかといえば、ブリスはひとつの神経細胞を皿の上において、それにつながっているもうひとつの神経細胞に電極をつけ、一方の神経細胞に電極を差し込んで刺激し、もう一方の神経細胞の反応を記録したのです。一回だけ刺激を与えると、短い時間の後に反応が出てきました。さらに、非常に短い時間に繰り返し刺激を与えるとどうなるかを実験したところ、記録紙に大きな反応が表われたのです。

しかも、一度大きな反応が起こると、何回刺激しても大きな反応をするようになりました。これが数時間から数日間も持続するのです。ブリスは、それはこの二つの神経細胞が電気信号を覚えこんだからではないかと考えたのです。高頻度刺激によって反応が大きくなるのが続くような状態を、ブリスは「長期増強(ＬＴＰ、long-term potentiation)」と名づけました。

つまり、繰り返し刺激を与えることで、結果として神経細胞同士をつなぐシナプスに何か変化が起こったわけです。こうした反応が海馬の中で生じて、それが記憶として定着するのではないかと、ブリスは考えたわけです。

つまり、何かをしっかりと覚えるためには、この「長期増強」がかかわっているのではないかということです。最近では、長期増強効果が高いほど学習能力が高いことは、ネズミなどによる単純な迷路を用いた実験で確認されています。

◎神経細胞同士のつながりがよくなる理由

「長期増強」が起こると、海馬のネットワークが強化され、それにともない、短期記憶の中から重要な記憶が大脳皮質に送られて、大脳のいろいろな部分に蓄えられると考えられます。それが長期記憶になるわけです。ですから、長い期間いろいろな知識を蓄えることができるのは、大脳のシナプスの伝達効率がよくなる「長期増強」によるのです。

神経伝達物質の受容体の一つを薬で働かないようにして長期増強が起こらないようにしたネズミの実験などでは、成績が悪くなることがわかっています。その場合、水迷路実験をするのですが、濁った水の中に見えないように足台を隠しておいて、水槽の回りの景色の配置から、その台の位置を覚えさせるという実験ですが、普通は繰り返すうちに足台の位置を覚えて、速くそこにたどり着くようになります。つまり、足台にたどり着くまでの時間が短くなるのです。しかし、長期増強が起こらないネズミではなかなか

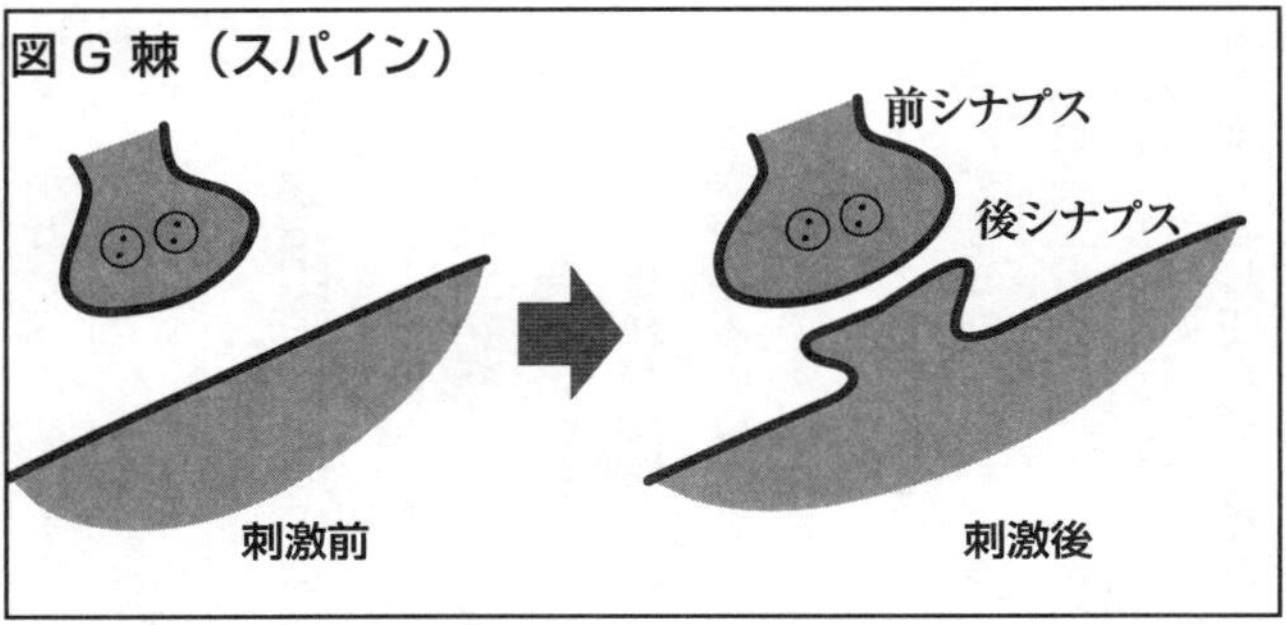

短くならない、もの覚えが悪いわけです。

それは、神経伝達のときにどういうことが起こっているかが問題です。伝達効率がよくなるということは、神経伝達物質を放出する側で放出量が増えるか、受け止める側が効率がよくなっているかです。それは長いこと議論があったのですが、二〇〇一年になって、そのことがわかりました。

信号を送るほうの神経細胞の末端には、伝達物質をもつ小胞のある前シナプスがあり、受けるほうには樹状突起（後シナプス）があります。長期増強が起きたときには、後シナプスが膨れて、前シナプスにほぼくっつくような、いかにも電気がよく流れそうな形になることがわかりました。この膨れたものは、「スパイン」（英語で棘《とげ》というspine）と呼ばれます。このスパインができると、その回路が電流が流れやすくなるのです（図G）。

つまり、スパインができることによって、神経細胞同士のつながりがよくなり、記憶が定着、強化されるわけです。それが「長期増強」のメカニズムだということがわかったわけです。

◎シータ波と海馬の関係

もう一つ興味深いのは、脳波と海馬の働きの関係です。

人の脳波は「アルファ波」「ベータ波」「シータ波」「デルタ波」「ガンマ波」に分けられます。その周波数は研究者によって多少違いがありますが、おおよそのところ、アルファ波が８〜13ヘルツ、ベータ波が13〜30ヘルツ、シータ波が４〜７ヘルツ、デルタ波が１〜３ヘルツ、ガンマ波が30ヘルツ以上です。

日常生活で多く出ているのはベータ波で、リラックスしたときに多く出るのがアルファ波です。寝入りばなに出るのがシータ波、深い睡眠状態で出るのがデルタ波です。あることに注意を集中しているときにはガンマ波が活発に出ます。

その中で専門家がおもに取り上げて、研究が進んでいるのはシータ波とガンマ波です。シータ波が記憶に、ガンマ波が集中力に関係すると考えられているからです。

シータ波は海馬周辺から出ているのですが、人が新たなことに興味をもったときなどにシータ波が多く出ます。そして、それが海馬の神経細胞を活性化するといわれます。

すでにアセチルコリンのことは、第3章でお話ししましたが（九七頁〜）、アリセプト（塩酸ドネペジル）という認知症の薬はこのアセチルコリンの分解を抑えて、結果的にアセチルコリンの量を増やします。アセチルコリンをつくる神経と海馬とはシナプスでつながっていて、アセチルコリンがたくさんあれば、海馬を活性化することになるわけです。

このアセチルコリンとシータ波が関係あるのです。アセチルコリン受容体を刺激すると、海馬を刺激してシータ波を出すのです。海馬は自らシータ波を生み出しますが、アセチルコリンの働きがよくなると、海馬はさらにシータ波を自分で生み出して、シナプスがつながりやすくなるのです。

つまり、アセチルコリンを増やせばシータ波が増えて、逆にアセチルコリンを減らすと、シータ波が減るのです。

アセチルコリンの量を増やしたり減らしたりする薬を使って、シータ波を増やしたり減らしたりするネズミの実験では、シータ波の強さに応じてネズミの成績が変わってくるということも報告されています。アセチルコリンが活性化しているほど、シータ波が増えて記憶力もいいのです。

逆に、シータ波を増やすような刺激でアセチルコリンが活性化するのではないかとも考えられるわけです。実際、そういう方向の研究も行なわれています。それが実証されれば、新たなことなどに興味を抱くとシータ波が出るのですから、アセチルコリンの分泌が盛んになり、海馬が活性化することになるわけです。

すると、つねに好奇心をもって新たなことに挑戦していると、いつまでも記憶力を維持して脳を若々しく保つことになることが、脳科学的に実証されることになります。

◎大人になると、もの覚えが悪くなるのは遺伝子に原因がある？

神経伝達をしている脳内物質は「神経伝達物質」といわれますが、神経伝達物質には、ノルアドレナリン、セロトニン、ドーパミン、アセチルコリン、グルタミン酸など、いろいろなものがあります。

なかでも、長期記憶にかかわりがあるのがグルタミン酸です。うまみ調味料などに使われているのでご存知だと思います。

さきほど、「受容体」については少し説明しましたが、ここで神経伝達物質のことと絡めて、お話ししておきましょう。ひとつの神経細胞には、普通は一種類の伝達物質しか含まれていません。そして神経細胞には、物質を放出するものとそれを受け取るものがあって、受け取るほうが「受容体」（レセプター）と呼ばれるわけです。

神経細胞がたとえばグルタミン酸を出すと、それがグルタミン酸受容体のある神経細胞に伝達されることで刺激がつながっていきます。神経細胞の興奮が軸索を流れて、その終末部分にたどりつくと、そこに蓄えられていたグルタミン酸が神経細胞の間隙《かんげき》に放出されます。この間隙が「シナプス」ですが、ここに分泌されたグルタミン酸が隣の神経細胞膜の上にある受容体に結合すると、隣の神経細胞も興奮をはじめ、その興奮が軸索を伝わっていきます。

グルタミン酸の受容体には三種類あります。その中にＮＭＤＡ型受容体というのがありますが、そのＮＭＤＡ型受容体の働きが記憶にかかわっているのです。このことは、ノーベル賞を受賞した利根川進さんの研究でわかってきたことです。

ネズミに、ＮＭＤＡ型受容体の機能を阻害する薬を使うと、長期増強が起こらなくなり、もの覚えが悪くなって覚えたことも忘れてしまいます。ＮＭＤＡ型受容体の働きをオフにしてしまうと、記憶ができなくなってしまうのです。

大人になると記憶力が悪くなるのは、このＮＭＤＡ型受容体が変わって、機能が悪くなるためらしいということがわかってきました。ＮＭＤＡ型受容体には、「１」と「２」という二種類あるのですが、「１」は一種類ですが、「２」には「２Ａ」と「２Ｂ」という二種類あります。「１」が二個、「２」が二個の四個で一つの受容体をつくっています。

胎児のときには、「１」が二つと「２Ｂ」を二つもっています。ところが大人になるにつれて、「１」が二つと「２Ａ」が二つになってしまうのです。そして人工的にその組み合わせをつくって調べてみると、「１」と「２Ｂ」二つずつの胎児型がもっとも記憶力がよく、「１」と「２Ａ」二つずつの大人型はずっと記憶力が悪いのです。問題は「２Ａ」になると記憶力が悪くなってしまうことです。そして通常は大人になるとそうなってしまうわけです。

それならば、大人になっても「２Ｂ」をもっていればいいのでは、ということで、大人になって「２Ｂ」をもっているネズミが人工的につくられました。すると、他のネズミの二倍もの覚えがいいという、驚くほど賢いネズミ（「スマートマウス」と呼ばれる）ができたのです。

もし、それが人間で可能になったら、どんなに年をとっても記憶力が悪くなるということがなくなるわけですね。残念ながら、現段階では、そこまで研究は進んでいませんが、そんなことができるようになったら、いくつになっても記憶力が衰えるどころか、遺伝子操作で抜群な記憶力をつけるということができるようになりますね。

たとえそれが可能になったとしても、「スマートマウス」のように、記憶力を飛躍的に向上させることが、人間本来にとってよいことかどうかは、また別の問題なのでしょうが。

◎環境次第で記憶力を高めることはできる

この研究からわかることは、残念ながら、遺伝子の上でも、人間は若いときには記憶力がいいけれども、年をとると物覚えが悪くなるように変わっていくことになります。そんなふうにできているのは、若いときには覚えなければいけないことがたくさんあるので、遺伝子もそのようにつくられているのだろうと推測することができるわけです。

しかし、だからといって失望することはありません。ＮＭＤＡ型受容体にある「１」は胎児も大人も共通してもっているものです。この働きのほうはどうか、ということです。

この「１」をノックアウトして機能しないようにしたネズミは、生まれつき、非常に記憶力が悪くなってしまいました。

そして、さらに「１」をノックアウトした記憶力が非常に悪いネズミを、一方は広くてオモチャのたくさんあるゲージに入れて、一方をオモチャなど何もない狭いゲージに閉じ込めました。

二ヵ月たって調べてみると、広くてオモチャのたくさんあるところに育ったネズミは狭いゲージに閉じ込められたマウスよりも、圧倒的に記憶力がよかったのです。つまり、同じように生まれつき記憶力が悪いとしても、環境で大きく変わったというわけです。

もちろん、これはネズミの実験ですから、人間の記憶力全般にそのまま当てはまるというわけにはいきません。しかし、環境次第で記憶力が高まるというのは、ちょっと私たちに希望を与えるものです。

しかし、年をとるにつれて新しいことを覚えにくくなるのは、新たなことを覚えるのは脳に負担がかかるので、それを軽くするためということも考えられます。そうとらえると、忘れっぽくなるのも同様にして、余計なことを覚えておくと負担だからということになります。脳細胞が少なくなるとともに、脳もそれに対応して負担を軽くするようになっているとも解釈できるわけです。

◎女性ホルモンが記憶力を高める?

それでは、体の機能を薬物をとることで高めるように、記憶力など脳の働きも薬物で高めることができるでしょうか。

薬物を使って、体力を飛躍的に上げることを「ドーピング」といいます。オリンピックなど国際的な競技会で問題になるだけでなく、かつて大リーグでも問題になりました。ホームランバッターだったマーク・マグワイア、バリー・ボンズ、サミー・ソーサなどが、薬物によって筋肉増強してホームランを量産したのではないかと疑われました。男性ホルモンである「テストステロン」を投与すれば筋肉が増強されますし、血液の酸素供給能力を上げる「エリスロポエチン」（ＥＰＯ）というホルモンを投与すると、持久力が向上します。

しかし、ドーピングは当然体に負担をかけるので危険です。エリスロポエチンは貧血の治療薬として使われますが、血液が濃くなりすぎて赤血球が増えすぎると、血液はどろどろになって流れが悪くなり、血圧が上がったり、心臓の病気になる可能性がありま す。血管が詰まる危険性も高くなり、脳の血管や心臓の血管が詰まると、死亡にいたるケースもあります。テストステロンは攻撃性が高まり、時にそれが自己破壊衝動として自殺に結びつくこともありますし、前立腺がんになる危険性も高くなります。

アメリカではそういったものがサプリメントとして手軽に手に入ります。テストステロンをとると、筋肉がついて体に張りが出て、性欲も向上し、行動も男らしくなるといわれています。さらには、判断力が上がるなど、脳の働きもよくなるといわれています。ですから、アメリカではテストステロンを摂取している人が多いのです。

更年期の女性は女性ホルモンが減ることによって、肌の色艶《いろつや》が悪くなる、うつになるなどいろいろな症状が出てきたりしますが、女性ホルモンであるエストロゲンを補充すると、そうした症状が和らぎ、骨粗しょう症なども防ぐといわれます。しかし、乳がん・

子宮がんにかかる危険性が高くなります。

ですから、男性ホルモンや女性ホルモンが低下した高齢者が使うぶんにはそれほどの害はないでしょうが、若い人が使うと、危険性が増すのです。アメリカでは、十代のスポーツ選手が男性ホルモンをとって自殺したという事件が起こったりしています。

こうしたホルモンはもともと私たちの体の中にあるものです。エリスロポエチンが貧血の治療薬として使われるように、女性ホルモンなどは更年期の症状を緩和する治療薬として使われています。それを必要以上に治療以外の目的で、外部から摂ると危険だということです。

男性ホルモンのテストステロンや女性ホルモンのエストロゲンは、体だけでなく、脳にも効果があるようです。アメリカでは、女性ホルモンを摂取した女性のほうが摂取していない女性よりもアルツハイマー病にかかる確率が低いというデータも報告されています。実際、女性の場合、閉経時に記憶力が落ちるのですが、それがホルモン補充療法で回復するのです。

ついでにエストロゲンについては、こんな報告もあります。さきほど記憶力で「長期増強」ということをお話ししました。この実験で、エストロゲンを加えたところ、その効果がさらに高くなったのです。そこで、女性ホルモンが記憶の上で重要な役割をしているのではないかとも考えられています。

もし、そうであるなら女性のほうが記憶力がいいということになるのですが、特別女性のほうが記憶力がいいという報告はされていません。男女差よりも個人差ですね。もし記憶力に、女性の脳ではエストロゲンが作用しているとしたら、男性の脳では、別の要素、たとえば男性ホルモンであるテストステロンか、あるいは別のホルモンがかかわっているのかもしれません。

◎脳のドーピングはできるのか

いま、お話ししたように、男性ホルモン、女性ホルモンなどは、体に作用するだけでなく、脳にも作用するわけです。そういう意味では、脳のドーピングということになります。

このように記憶力などをよくする薬物としては、すでにお話ししたように、アルツハイマー病の薬であるアリセプト（塩酸ドネペジル）やＡＤＨＤ（注意欠陥・多動性障害）の薬のメチルフェニデート（薬品名リタリン）などがあります。メチルフェニデートは、かつては、うつ病や慢性疲労症候群、「居眠り病」と呼ばれるナルコレプシーなどの治療薬としても使われていました。いまナルコレプシーなどに使われるのはモダフィニルで、覚醒促進作用があります。

ドネペジルやメチルフェニデートやモダフィニルは、脳の神経伝達物質の量を増やすのです。ドネペジルはアセチルコリン系に作用し、メチルフェニデートやモダフィニルはドーパミン系に作用するのです。

ですから、そうした薬を健康な人が使えば、記憶力がよくなったり、集中力が高まるのではないかというわけです。アメリカなどでは、多くの人が使っているといわれています。

メチルフェニデートは、アンフェタミンという覚醒剤とよく似た構造で、ドーパミン系を動かして、注意力を増すようにします。アメリカでは、メチルフェニデートは、ADHDの子どもの治療に必要な量の何倍も出回っていて、大学生などが飲んでいるといわれます。しかし、メチルフェニデートは構造が覚醒剤に近いものですから、ADHDの子どもでも、長く飲み続けると、問題が出るのではないかと危惧もされているのです。

モダフィニルはタクシードライバーのような夜働かなければならない人のために認可されたものですが、これもドーパミン系に働きかけるので、危険があるのではないかといわれています。

もう一つ直接脳に働きかけるわけではありませんが、血管障害のリスクを下げることでよく知られ、アメリカで多くの人たちが飲んでいるのがアスピリン（薬品名バファリン、ケロリン）です。アスピリンには脳の体温中枢に働きかけて解熱《げねつ》効果があるのですが、同時に抗血液凝固作用があるのです。血液凝固を止めるためには、解熱よりも少ない量で効果があるので、普通解熱のために飲む三分の一程度でいいのです。

アメリカでは、何年も飲み続けている人は心筋梗塞の危険性が減るという報告もあります。胃を悪くするほかはほとんど副作用もないといわれていますが、それでも果たしてまったくないのかどうかは、さらに追跡調査が必要でしょう。

これらの薬は、アメリカでは、一般の人にも手に入りやすく、効果があると考えられれば飲んでみるという人も多いようですが、日本では、市販されているバファリン以外は、治療以外では手に入りません。

しかし、これらの薬については、普通の健康な人が飲んだときに実際どう変わるかという検査がきちんと行なわれているわけではありません。単語を覚えるテストなどでは、多少効果があるといわれますが、それでも糖分をとったのと同じ程度です。ドネペジルについては、初期の認知症に効果があるのですから、健康な人が飲めば、脳の働きがかなりよくなるのではないかとも考えられていますが、もちろん問題があるので、そういう実験はおこなわれていません。正常人に対するこのような薬の効果は、これからもよく調べていかないといけません。

副作用もなく、記憶力がよくなったり、頭の働きがよくなるのならいいのですが、たいていの薬にはやはり副作用の心配があります。しかも、その効果のほどはどのくらいかといえば、たとえばモダフィニルについては、その覚醒作用はコーヒーと変わらないという報告もありますから、あえて副作用の危険をおかしてまで飲む必要はないのです。

◎身近にある脳に効果があるもの

私たちが身近に食べたり飲んだりしているものでも、一時的に脳に効果があるものがあるのです。

コーヒーなども眠気が覚めて一時的に頭をはっきりさせる覚醒作用があります。それはカフェインの効果です。カフェインは脳内のアデノシン受容体に結合してしまいます。アデノシンは沈静作用を促すのですが、カフェインが受容体に結合してしまうので、アデノシン本来の働きができなくなり、興奮状態が続くことになります。

ただし、カフェインの健全なところは、正常な興奮状態以上に上げることはないので、覚醒剤のようにドーパミン神経に作用して幻覚、妄想を起こすといった暴走を招くことはありません。

またチョコレートなど甘いものを食べると、一時的に脳が働きます。お米やパンなど炭水化物を食べても、それを消化して糖分として脳に入るためには時間がかかりますが、チョコレートなどは、すぐに脳に栄養として運ばれるので、疲れているときには即効性があるというわけです。ただし、その効果は短時間しか持続しません。

ニコチンについては、アセチルコリンの代わりの働きをして一時的には集中力を増す働きをするのは、すでにお話ししたとおりです。しかし、タバコを吸っていると、吸っていない状態では、アセチルコリンの働きが悪くなってぼんやりとするなど、かえって頭の働きが悪くなります。ですから、ニコチンが切れた状態では、頭が働かないことになってしまいます。

魚を食べると頭がよくなるなどといわれます。それは魚の脂肪に含まれるＤＨＡ（ドコサヘキサエン酸）がいいからというのですが、それは次のような理由からです。

魚の脂肪に含まれるＤＨＡやＥＰＡ（エイコサペンタエン酸）の効果は、血液をさらさらにして、血管を詰まりにくくします。ですから、アスピリン同様に、心筋梗塞や脳梗塞の危険性が低くなります。

同じように脂肪をとっても、飽和脂肪酸である肉の脂は血液凝固を促す作用がありますが、魚の脂（不飽和脂肪酸）のＤＨＡやＥＰＡは血液凝固を阻止する経路を働かせるのです。

別に、ＤＨＡやＥＰＡが直接頭をよくするわけではありません。ただし、魚をたくさん食べていれば、血管障害の危険が低くなるのですから、当然脳への血流もいい状態で維持できます。結果的には認知症の危険性も低くなりますし、いつまでも脳を働かせたいと思ったら、肉類を少なくして魚でタンパク質を摂取するように心がけるのがいいわけです。

また、すでにお話ししたように、活性酸素は体の細胞を傷つけるだけでなく、脳の老人斑のもとになり、ボケを促進させます。ですから、活性酸素の働きを抑えるもの（アンチオキシダント）を摂取するのが、脳にも体にもいいのです。活性酸素の働きを抑える働きがあるのは、ビタミンA、ビタミンC、ビタミンEなどです。これらビタミンは野菜を豊富に食べてバランスのいい食事をしていれば、必要量はまかなえるものです。しかし、いまの日本人はファーストフードなどが浸透して、食生活だけでは不足しがちです。

そのため、サプリメントなどで補う方も多いようです。ビタミンCは水溶性なので、とりすぎてもあまり問題になりませんが、ビタミンAやビタミンEは脂溶性《しようせい》なので、とりすぎると体内に残ってしまい、かえって悪いものです。若返りのビタミンといわれるビタミンEも体内に残ると酸化を促進させ老化を早めるともいわれています。食物では、とりすぎても食物繊維などがあるので排出されますが、サプリメントでとりすぎるのはよくありません。

βカロテン（ビタミンAの前駆体）などは、サプリメントでとっても抗がん効果がないのですが、野菜で食べたときには抗がん効果があるという結果が出ているので、できるだけ食物で摂取するように心がけて下さい。

男性ホルモンや女性ホルモンも若返りや脳の活性化に効果があるわけですが、治療以外で人為的にとるのは、やはり問題が出る危険性が高いということです。むしろ、いつまでも好奇心を失わない若い心をもって、ゲーテのように、老年になっても異性に心をときめかすことで、自然に分泌をうながすようにしたいものです。

一般に、老人の性欲はホルモンによる影響を受けやすいといわれています。その意味で、閉経後の女性よりも、男性のほうが性にたいする関心も強く、行動にあらわれやすいのです。うつに対するホルモン療法は男女ともに行われることがありますが、行動の活発化に伴い抑制されていた性欲が表面に出ることがあり、家族や介護者に迷惑をかける場合も多くみられます。とくに認知症になると顕著に行動の変化を起こすことがあり、注意しなければなりません。

性的依存という疾患があるかどうかについては、現在のところ不明です。少なくとも、論文になるような正式な記載はありません。過度な性行動は、膨大な時間とお金、そしてエネルギーが必要になりますが、これ、よく考えると最近のインターネット依存に似ています。

また、高齢者はアルコールや薬物に対しても弱い（依存になりやすい）といわれていますが、これは代謝能力が落ちているので低用量でも効くこと、慢性的な健康問題があるのでアルコールや薬物がこれらを悪くすること、認知機能が低下しているので少量の薬物が認知機能に大きな影響を与えることなどが原因です。性欲が増すというのは、これらによるものかもしれません。

また別の病気の治療薬が原因で奇妙なことが起こる可能性もあります。ドーパミンは、脳下垂体からのプロラクチン放出を抑制するため、ドーパミンの働きを抑制する薬を投与すると胸が大きくなる（おっぱいが出る）こともあるそうです。変なことを考えてはいけません。

第6章

好きなことをすれば脳は力を発揮する

◎経験知と創造力は脳のどこが働いているのか

記憶力といっても、昔覚えたこと、学習したことは忘れないものです。経験によって獲得された知的能力、いわば「経験知」といっていいのでしょうが、これは年をとっても比較的よく保存されます。言語能力、昔勉強した漢字などを忘れないというのは、そういう能力です。

しかし、新しいものを創り出す能力は、年をとると落ちていきます。一般には四〇歳くらいから落ちます。

言語能力などは、六〇代くらいまでは保たれますが、七〇～八〇歳を過ぎてから、少しずつ落ちていきます。ですから、経験知と創造的な知能とは、明らかに違うものだといわれています。

経験知が蓄えられるのは、大脳皮質です。しかし、大脳皮質のどこに蓄えられているのかといえば、それはいまのところわかっていません。いろいろな部分に蓄えられているのだろうと推測されています。

それに対して、新しいものを創り出す能力は、ワーキングメモリの働きです。それはこれまで保存されていた知識を、その場の状況に応じて引き出して適切に使う能力です。この能力は前頭前野《ぜんとうぜんや》の働きです。前頭前野がいろいろな部分に指令を出して、記憶を組み合わせて統合して使うわけです。

それも前頭前野のどこが指令してやっているのかまではわかりません。ですからワーキングメモリが前頭前野のどの部分にあるのかは正確にはわからないのですが、脳のいろいろな部分をうまくつないで、状況に応じて組み合わせる回路ができると考えられています。

たとえば、覚えていることがいろいろありますが、その場の状況で必要なものを三つをつないで使うと、三つをつなぐ回路ができます。違う状況のときには、別の五つをつないで使うということをするのがワーキングメモリです。そのように回路を選択しているわけです。それが年をとるにつれて、うまく選択してつなげることができなくなるので、適切な反応ができなくなるのです。

ということは、前頭前野の働きをよくしておくことができれば、年をとっても、創造力も落ちないということになります。

◎前頭前野の働きを活発にするには？

それでは前頭前野の働きをよくするにはどうしたらいいかということになります。

たしかに、人間の脳を人間らしくしているのは、前頭前野だというようなことで、いまこの部分は非常に注目されています。大まかにいえば、前頭前野は前頭葉の中で運動《うんどう》野《や》を除いた部分です。この前頭葉や前頭前野が大切なことは確かですが、それでは脳のその部分だけが重要かといえば、そうはいえません。

たとえば呼吸を司っている部分もありますし、脳からのいろいろな指令が集まる視床下部という部分もあります。考えているときに小脳が動かないかといえば、これも動いています。ですから小脳も大切です。

脳は機能が分担されている面がありますが、何かをしているときには、いろいろな部分が動いています。ですから前頭前野、あるいは前頭葉だけでなく、脳全体が関係しているのです。

よく、計算をしているときには、脳のこの部分だけが赤くなって血流が盛んになっているから、この部分が担っているということがいわれます。たしかにその部分の働きが活発になっているのですが、それだけでなく、いまの測定技術では、目に見えないので動いていないように思える部分であっても、ほんのわずかでも働いていて、そこが指令しているかもしれないのです。いまの段階では、それはわからないのです。

ですから、脳のつながりをよくする、シナプスのつながりをよくするためには、脳のどこも大事だということになります。脳の一部、たとえば海馬の細胞が極端に死んでいけば、認知症になってしまいます。

ですから、脳細胞を健康に保つことが大事だということになります。つまりは、第4章でお話ししたように、最大酸素摂取量を維持し、血流をよくするといったことが前提になるわけです。

◎仕事によって力を発揮できるピークは違う

どのような分野の仕事や研究であっても、多少の経験、積み重ねが必要です。それに新たな発想が加わって、創造的な研究や仕事ができるわけです。

どの年代がもっとも能力を発揮できるかといった研究というのはありません。仕事にしても研究にしても、あまりにも分野が多岐にわたっていて、もし、そのような研究をやろうとしても、大変なことになるでしょう。

たとえば、数学者などは新たな発見をするのは、二〇代くらいまでといわれています。近代数学に大きな影響を及ぼしたガウス（ヨハン・カール・フリードリヒ・ガウス）は、一七七七年生まれですが、子どものときから天才ぶりを発揮し一七九五年一八歳のときには最小二乗法発見、一七九六年一九歳のときにはガウス相互法則の証明をし、コンパスと定規だけで正十七角形を作図できることを証明するなど、一〇代から二〇代で多くの発見をしています。

天才数学者のガロア（一八一一～一八三二）は、二〇歳で決闘で死ぬときに、弟に「泣くな。二〇歳で死ぬのはとても勇気が必要なのだから」と、言い残して死んだことで、その波乱な人生でも有名です。彼は生きている間は、認められることがありませんでした。現代数学の扉を開いたといわれる「ガロア理論」は、アインシュタインの相対性理論やハイゼンベルクらの量子力学など、二〇世紀科学のあらゆる分野に大きな影響を与えています。しかし、ガロアの業績の重要性は、パリ科学アカデミーや当時「数学王」

と呼ばれたガウスにさえ理解されずに、生前には評価されることはありませんでした。

物理学など科学の分野でも、アインシュタインは一八七九年生まれで、一九〇五年、二六歳のときに特殊相対性理論を発表しました。そして、一九一六年、三七歳のときに一般相対性理論を発表しています。

一般に科学の分野では、新たな発明・発見などをするのは、三〇代が最盛期でせいぜい四〇代半ばくらいまでです。ですから研究者として最先端にいるのはせいぜい四〇代までといっていいのです。それ以降は、私たち大学の研究者のように、学生の教育や大学院の研究生と一緒にプロジェクトを進めたり、指導するような立場になります。

こうした研究分野に対して、芸術、ことに画家や陶芸作家など、手先を使う芸術家は年齢的にはかなり高齢になっても力を発揮できるようです。一八八一年一〇月生まれのピカソは、一九七三年四月に九一歳で亡くなるまで約一万三五〇〇点の油絵と素描、約一〇万点の版画、約三万四〇〇〇点の挿絵、三〇〇点の彫刻と陶器を制作したといわれるほど、多作で知られています。一九七〇年に、アヴィニョン法王庁で一四〇点の新作油絵展が開かれていますから、八〇代後半でも創作意欲が衰えなかったことがわかります。

作家にしても、高齢でも活躍している人たちは多くいます。ゲーテ（一七四九～一八三二年）は八二歳で死んでいますが、『ファウスト第二部』は死の前年の一八三一年に完成させています。

それに対して、作曲家は若いときに創作の頂点に達するようです。モーツァルト（一七五六～一七九一）は三五歳で亡くなっていますが、その作品総数は、断片も含め七〇〇曲以上に及ぶといわれています。

このように、分野によって、長く能力が発揮されるものもありますし、比較的短い期間しか能力が発揮されないものもあります。クリエイティヴィティ（創造力）といっても、科学的な発明、発見のような発想力、想像力が必要なものは、やはり三〇代あたりまでが頂点であり、絵画や小説など経験が生きるものはかなり高齢まで能力が発揮されるようです。

さらに、経験知が生きる仕事としては、弁護士、検事、裁判官などの法律家や医者などがあります。法律家は過去の判例に精通していることが必須ですし、医者はいかに多くの患者を診たかといった積み重ねが必要だからです。ただし、同じ医者でも外科医など手先や体力が重要な分野では、四〇代が経験と体力とのバランスでは頂点のようです。

一般のビジネスの場合、創造力が必要だとしても、科学や芸術分野のような独創性は必要とされないでしょう。

◎ビジネスの能力は経験知と好奇心さえあれば衰えない

それでは一般のビジネスの分野ではどうかといえば、企画、開発などの創造力が必要な仕事であればやはり三〇代〜四〇代半ばあたりがピークでしょうし、総務や営業などそれまでの体験、人脈などが生きる分野であれば五〇代まで能力が維持できるでしょう。経営となると、さまざまな経験が必要になり、それが決断力に結びつくものでしょう。もちろん、体力や発想の柔らかさがいつまで保てるかなど、その人次第でしょうが、六〇代くらいまで力を発揮できるかもしれません。

そういう意味では、それまでの経験から、その場の状況や違う局面に適用できそうなことを引き出して、それを展開させたり応用していく柔軟な発想力が必要とされます。つまり、必要なのは、経験知と発想力の総合力といえそうです。数学などの分野のように、能力のピークが若い時期ではなく、ビジネスマンの能力のピークは比較的長く続きます。

ただし、経験知は年齢とともに積み重ねることができますが、発想力はだんだんと貧しくなっていきます。経験知と発想力がもっともうまく発揮できるのは、一般的には、三〇代半ばから四〇代半ばの年代でしょう。二〇代から三〇代半ばまでは、発想力を生かして経験を積み重ねていく時期、そして黄金期の三〇代半ばから四〇代半ばを経て、それ以上になったら豊かな経験知をバネにして、発想力を衰えさせない工夫が必要になります。

そのためには、好奇心を旺盛にして、体力を衰えないようにして気力を保つことです。そうすれば、六〇代半ばくらいまでは、現役で頑張ることができるはずです。それ以上の年齢になったら、一層頭を柔軟にする必要があります。仕事の分野にもよるでしょうが、若い人たちの話を聞いて、自分の知らない分野や新たな感覚のことでも、そのよさがわかる程度には、頭を柔らかくしなやかに保っていなければ、だんだんと頑固さが目立つようになります。

高齢になっても能力をフルに発揮したいのならば、余力があると思っていても（何と学生のほぼ一〇〇%が「自分には隠れた力があり、状況が許せば十分に発揮できる」と考えていることがわかっています)、出し惜しみをしてはいけません。脳は負担を与えることではじめて、その力をどんどん発揮するようになるものです。難しいことを行うと、それだけ脳のいろいろな部分が働くのです。

そして、それが身につくと、今度は同じことをやるのであっても、脳は省力化して以前よりも少ない働きでできるようになるのです。ですから、一生懸命に勉強したり仕事をして、難しいことをすれば次にはそれだけ容易にできるようになります。ところが、怠けていると、脳はどんどん働かなくなってしまいます。

ですから、一〇代までの子どもの頃の学習はもちろんですが、もっとも能力が発揮できる年代の三〇代、四〇代で精一杯脳を使っておかないと、五〇代になったら、脳はさらに働かなくなります。力の出し惜しみをしていたら、どんどん脳の働きは低下していくわけです。精一杯使えば、脳はその能力をどんどん発揮してくれるようになるのです。たとえば、三〇代で一〇の能力しかないとしても、頑張って一二の能力を発揮した人は四〇代で一五に伸ばすことも可能でしょうし、五〇代になってもそれを維持することができます。

しかし、たとえ一五の能力があっても出し惜しみして三〇代で一〇しか発揮しなかった人は、四〇代でも一〇、そして五〇代になれば七〜八に落ちてしまうでしょう。自分はまだ能力のすべてを発揮しているわけではない、余力があると思っていても、発揮しないままであればその余力は失われてしまいます。

ですから、いくつになっても好奇心をもっていろいろなことに取り組んだり学習したりすることは効果があるのです。それには、知的能力だけでなく、体力や気力が大きくかかわってくることは確かです。

◎新たなことに挑戦することで脳の衰えはカバーできる

昔覚えたことや経験してきたこと、つまり経験知があるというだけでは、脳の衰えをカバーすることはできません。年をとって実際に新たなことをはじめることは大変ですが、脳の衰えをカバーするためには、年をとっても、いままで経験したことがない、新たなことに挑戦して、新しいことを覚えていくことが必要です。

そのためには、まず意欲を持たなければなりません。そして実際に新しいことに取り組んで、自分のものにしていかなければなりません。しかし、新たなことといっても、その人に合ったことをしなければ、やはりすぐにやめてしまうことになるでしょう。たとえば音符も読めない、それまでまったく音楽の素養のない人がいきなりピアノをはじめるといっても、かなり敷居が高いことは事実です。挑戦してもすぐに挫折してしまうかもしれません。

また、定年後に何か新たに仕事をはじめるとしても、それまでやってきたこととまったく違った分野で成功するのはとても難しいことです。定年後ペンション経営をしたいという人も多いようですが、ただ田舎の暮らしにあこがれて、そこでビジネスをしながらと考えただけでは、なかなかうまくいきません。

そうであっても、まったく新しいことをやってみようと考えない人よりは、意欲があることはあるのですが。

「もう年だから」と、いろいろなことへの興味を失っていくのが、もっともまずいことです。実際にはじめるまで至らないでも、「もう一度大学に入りなおして、勉強してみよう」「ピアノをやってみようか」「スキューバダイビングをはじめてみようか」などと、何でもやってみようという気持ちを抱くだけでも大切なことです。

そういうことを一切考えもしない人が、あまり頭を使わないので、ボケやすいのです。

◎向いているかどうかはある程度やってみないとわからない

やりたいことをやればやる気も起こるし、能力もフルに発揮しやすいことは確かです。ですから、やりたいと思っていることと仕事がうまく合致していれば一番能力が発揮しやすいということになります。

しかし、自分で自分がほんとうにやりたいこと、そしてそれが自分に向いているかどうかというのは、意外にわからないものです。私のような研究者は、この道に進みたいと思って、それをやってきたわけです。しかし、大学院での研究時代から自分がやりたい研究だけできるわけではありません。あまり興味がもてなくても、教授に与えられたテーマを研究しなければいけないといったこともあるのです。

それでもやっているうちにおもしろくなることがあります。その研究から自分の研究テーマを見つけることもあるのです。若いうちは、いろいろなことをやってみなければ、それがほんとうに自分がやりたいことなのか、わからないものです。大きな方向としては何となくわかっていても、まだターゲットは絞りきれていないものです。

四〇代、五〇代の方なら、いまの仕事が果たして自分に向いているのかなどと、一度くらいは悩んだことがあるのではないでしょうか。もし、その年代になって「この仕事は自分には向いていないけれども、生活のために仕方なくやっているんだ」というようであれば、それは悲劇ですね。嫌々やっているようでは、やはり仕事の成果も上がらないでしょう。

たいていの人は、もう自分に向いているかどうかなどは考えずに、それなりに仕事のやりがい、おもしろさを見つけて、仕事に取り組んでいると思います。

もちろん、能力、性格によって、ある程度向き不向きはあるものです。しかし、人間の能力は、さきほど例に出した数学者など科学者や芸術家などのような特別な才能が必要なものは別として、意外に適応力があるものです。脳は適応するものです。仕事の種類、仕方によって、脳のシナプスのつながり方も変わってくるものです。

あまり自分のやりたいこと、向いているかどうかにこだわるのは問題です。いまは「やりたいことがわからない」と、二〇代どころか三〇代になっても、フリーターをしている若者も多くなっています。

たしかに二〇代半ばまではなかなかわからないかもしれません。しかし、できれば大学を卒業するまでには、ある程度自分の大きな方向性は決めたいものです。

はじめからこれが自分のやりたいことだと絞ることができ、その方向に進むことができる人はたしかに恵まれた人でしょう。しかし、就職する大部分の人たちは、果たしてこれが自分に向いているのかどうかわからないと思いながらも、とりあえずその会社に入るのでしょう。私はそれでいいと思います。とりあえず、何かをやってみて、経験を積み重ねていく中で、つかみとっていくものです。はじめから、自分が一〇〇％いまの仕事にぴったりだと思ってやっている人など、少ないと思います。

迷っているのなら、いろいろなことにチャレンジすることも悪くないでしょうが、意外に自分のことは自分ではわかっていないものです。自分では営業の仕事が向いている、やりたいと思って会社に入ったのに、総務に回されてしまうということもあるでしょう。自分の意に染まない部署に回されたりすると、すぐにやめてしまう人たちが多いのですが、それも経験ですから、とりあえずやってみることです。どうしても合わないと思ったら仕方ありませんが、意外に向いているということもあるものです。

ただし、二〇代のうちに、自分に向いていると思える仕事を見つけたいものです。「あれも向いていない、これも向いていない」と、短期間でいろいろ仕事を転々としていたら、何も身につきません。

やはり、二〇代である程度の修業時代がないと、三〇代になって充分に力を発揮できないからです。経験を身につけて充分に能力が発揮できる年代を三〇代に定めて、それに向かって実力をつけるようにしなければなりません。

そして、三〇代から四〇代にかけてピークにもっていくようにして、後は経験を積み重ねていって、五〇代になったら新たな発想力ではなく、経験知を生かす方向にもっていけばいいのです。部下の向き、能力に応じてうまく仕事を割り振る、若い人たちの発想をどんどん取り入れるといったように、その立場、立場で能力をうまく発揮することはできるのです。

◎どの分野に才能があるかは結果論

それでは、自分の脳の働き方としては、どんな分野が向いているのか、向いていないのかがわかるものでしょうか。先天的、遺伝的な面もあるのでしょうが、それに関しては研究があまり進んでいません。

たとえば、言語など国語の能力がある人は脳のこの部分が発達している、数学的才能がある人はあちらの部分が特別発達しているなどといったことがわかれば、どういう才能があるか、どういう方面が向いているかがわかるわけです。そして、その素質をさらに延ばすには、その部分を刺激して、脳内物質をよく出るようにするといったことができれば、さらに才能を伸ばすこともできるようになります。

しかし、そういう研究が進むと、子どものときから、この子は数学が向いているからこの能力だけを伸ばしてやればいい、あるいは、この子は国語が向いているから、などということになってしまいます。なかには、どういう方面にも向いていない子どもも出てきます。そうなると、やっても無駄ということにもなりかねませんね。そんなことになったら、人権的にも、いろいろな問題が出てくることになります。ですから、そういう研究というのは、誰もやりたがりません。

むしろ、いまの段階では向いているか、向いていないのかは結果論であって、いろいろなことを経験して、「計算が速くできるから、私は数学に向いている」など、うまくできるから、こういうことに自分は向いているということになります。

幼児教育で興味深い話を紹介しましょう。米国で行われたプログラムで、三、四歳の子どもに英才教育を施した話です。英才教育と言っても、少人数クラスに一人の専門家を配置し、週五日午前中だけ読み書きや歌を教えたのです。これなら日本の幼稚園でも行われていそうなものですが、違うところは週に一回、一時間半の家庭訪問を行い、家での指導もきっちり行いました。その結果、やる気、粘り強さ、自制心、リーダーシップ、創意工夫、レジリエンス（困ったことからの復元力、立ち直り、折れない心）のある子どもに育ったのです。また成人以後も、収入・持ち家率が高かったり、問題行動も少ないことが報告されました。我が国でも、将来の貧困を防止する一番の方策が、十分な幼児教育であることも政府はわかっていて、少子高齢化の将来を託す人材を長期的に養成することが考えられています。

◎脳の刺激で頭が働く？

能力開発の研究というのは、なかなか難しいのです。たとえば、子どものときに、こういう教育をすれば天才になるなどという方法があれば、その研究者がまず自分の子どもに対してやっているでしょうし、それが効果があるとわかったら、みんなやっています。

たしかにネズミなどについては、脳のこの部分を刺激してやれば特殊な能力が出てくるなどという実験はされています。それは逆の刺激をすれば、その能力を下げることもできることにもなります。そんなことが人間にできるようになって、もしも悪用されたら大変なことになります。

さきほどお話しした「スマートマウス」のように、ネズミでは、人工的に頭がよくなるように遺伝子を改変することは可能になっているわけです。実際には、まだまだ人間には、そんなことはできません。こうした研究が進められているのは、普通の人の頭をよくするためではなく、認知症などの病気の治療の貢献が目的です。

つまり、研究の主流は病気の人が対象です。たとえば体がまったく動かない人の意思を確認する、といった方向です。それはかなり進んでいます。ＡＬＳ（筋萎縮性側索硬《きんいしゆくせいそくさくこう》化症《かしよう》。運動系だけが障害され、知覚障害はまったく出現しません。一〇万人に五人程度で起こる難病で、遺伝性のもの以外はほとんど原因はわかっていません）という病気で、話すこともできない、体もいっさい動かせない人の脳の反応を、帽子のようにかぶっているだけでわかる機器をつけて見るのです。すると、たとえばあることに答えてもらうのに、「ここが動けばイエス、あちらが動けばノー」と患者さんに伝えておいて質問すると、患者さんはその部分を動かして、意思を示すことができるわけです。

そうした研究を進めれば、何を考えているかがわかるようになるかもしれません。しかし、実際には、病気について研究するのはいいのでしょうが、脳をそのような方向から研究するのはモラル的に問題があるので、研究としては推奨されません。

◎好きなことをしているときにはドーパミンが出る？

人工的に脳をよく働かせるようにするのではなく、第4章でお話ししたように、体をいい状態にして、脳は使えば使うほどよく働くようになるのですから、自分の力でいくらでも働くようにすることができるのです。

そのためには、自分が興味があること、好きなことをすることが第一です。実際、好きなことをしていれば、頭がよく働いているのは実感できると思いますが、そのとき脳はどういう状態なのかということについては、あまり研究が進んでいません。

もし、それを調べるとすると、好きなことをしているときの脳の状態を調べなければなりませんが、好きなことといっても人それぞれですし、脳の状態を詳しく調べるためには、fMRIなどを用いなければなりませんが、それは研究室の中で静止した状態で、という条件がつきますから、実際には難しいわけです。

意欲に関係するのは、脳内物質のドーパミンです。それでは好きなことをしているときには、ドーパミンがよく出ているのかといえば、そうしたことは残念ながらまだはっきりわかっていません。

たしかに動物実験では、ドーパミンを出ないようにすると、それまでしていた行動をやめてしまいます。ですから、人間でもドーパミンが出ているだろうという推測はできます。しかし、ほんとうにどのくらいドーパミンが出ているかとなると、人間では、現段階では調べようがないのです。

ネズミを使った実験では、ドーパミンの量を増やすようにすると、疲れも知らず動き回るようになります。逆に、ドーパミンが出ないようにすると、新しいオモチャを与えても見向きもしません。それどころか、えさも水もとらなくなって死んでしまいます。

ですから、ドーパミンが好奇心に関係しているだけでなく、生きる意欲にも関係しているということがわかるのです。

人間の場合、ドーパミンについてわかってきたのは病気のことからです。

パーキンソン病というのは聞いたことがあると思います。中年以降発病するもので、六〇歳以上ではアルツハイマー病と同様、多くの患者が見られます。まず、歩き方がギクシャクしてきます。はじめの一歩を踏み出しにくくなり、歩きはじめると今度は止まることができなくなって転びやすくなります。進行しても、アルツハイマー病のように知的機能が下がるわけではなく正常なのですが、表情が少なくなって、しゃべりにくくなり、手にふるえが出て、ものをつかむことができなくなります。

このパーキンソン病は、脳の大脳基底核（大脳皮質と視床、脳幹を結びつけている神経核の集まり）というところにある「黒質《こくしつ》」という部分のドーパミンが不足していることがわかっています。それは、黒質から線条体という部分に伸びるドーパミンを分泌するドーパミン神経も減るからです。

「黒質」は運動に関係している部分でドーパミンが不足するために、手がふるえたり、歩くのが不自由になると考えられています。また、ドーパミンを分泌するドーパミン神経も減っているために、大脳のドーパミン量も減って意欲も低下するらしいということです。

このことから、ドーパミンは、体の動きと意欲にかかわるということがわかってきたわけです。

しかし、人の脳でドーパミンが出ているかどうか検査することができたとしても、それが体の動きとかかわっているのか、意欲にかかわっているのか、はっきりと区別することはできません。

◎遺伝的にドーパミンが出やすい人、出にくい人

パーキンソン病の場合とは逆に、統合失調症の陽性症状のある患者さんにドーパミンを抑える薬を飲ませると、それまで落ち着きなく動き回っていたのがゆっくりとした動きになる、それまで一生懸命にやっていたことにまったく興味がなくなってしまうというように、行動が変わってしまいます。

そうしたことから、人間の意欲や好奇心とドーパミンが関係あると考えられているわけです。ただし、人間の場合は、ネズミでの実験のように、実際に脳に針を突っ込んでドーパミンの量を見ることはできないので、人がおもしろいことをしているときに、ど

の程度ドーパミンが出ているかについては、調べることができません。

ドーパミンがどの程度の量出ていれば、みんながおもしろいと感じるかといった基準はありません。人によって興味を感じるものも違えば、おもしろい、楽しいことをやっているときのドーパミンの出る量も違うのです。

何でも好奇心を抱くような人は、わずかしかドーパミンが出ていなくても、その効果が高く、ほとんど何にも関心を抱かない無気力な人は、よほどドーパミンが出ないと、快感を感じないとも考えられます。

どうも、それは遺伝で決まっているらしいことが、一九九六年に報告されています。ドーパミン受容体にはＤ１〜Ｄ５まで五つあるのですが、その一つの違いによるというのです。難しい話は省きますが、そのうちのＤ４受容体にも三種類あって、そのうちの一つの型をもつ人がアメリカには二〇％いるのですが、その人たちはおもしろいことであれば、危険を顧みずにやってしまうのです。サーフィン、ジェットコースター、スカイダイビング、パラグライダーなどスリルのあることや冒険旅行などを好む人たちです。

実はこのドーパミン受容体の遺伝子をもつ人たちは、同じ量のドーパミンが分泌されても、受容体の感受性が弱いために、ドーパミンの効果が出にくいのです。ほかの人たちよりも多量のドーパミンが出るようなことをしなければ、快感を感じないのです。ですから、快感を感じるためには大きな刺激でなければならない、そのために普通の人が危険と思えるような大きな刺激を求めるようになるというわけです。

ただし、この調査は対象が一〇〇人と少なく、その後、世界中でおこなわれた調査では、あまりはっきりした違いは出ていません。

私たちのグループでも、都内の大学生一一五人を対象に調査したことがあります。日本人の場合には、アメリカ人に二〇％もいた受容体の型はほとんどいないので、残りの二つの型を調べました。その場合、ドーパミンが働いているかどうかは、受容体だけでなく、トランスポーター（一度出た脳内物質の再吸収口）も関係しますが、トランスポーターにも何種類かの型があるので、私たちは綿密を期すために、トランスポーターの遺伝子型をそろえて調査しました。そこでは、ドーパミンの感受性が弱い人のほうが明らかに衝動性が高いという結果が出ました。

こうした調査から、感受性の弱いドーパミン受容体をもっている人は、やはりドーパミンがたくさん出なければ好奇心を駆り立てられないようなのです。ですから、危険なこと、刺激の大きなことを求めるというのは、遺伝的にもあり得るようです。つまり、そういう人は、ドーパミンを出すために刺激的なことを求める傾向があるわけです。

逆にいえば、ちょっとしたことでも楽しむことができる人は、ドーパミン伝達の効率がよい、つまりドーパミンが出やすいか、ドーパミンが少なくても受容体の感受性がよいので効果があるというわけです。

◎依存症とドーパミンの関係

ドーパミンは快楽ホルモンといわれるように、脳内にドーパミンが出て、その効果が高くなれば快楽を感じるわけです。うつ病の場合も脳内ドーパミン量が減っています し、ドーパミン量が減るパーキンソン病もうつ症状をともなうものが多いのです。

脳内ドーパミン量が多少少なくても、別にうつになるわけではありません。逆にドーパミンが出すぎて、その快楽に引きずられたり、暴走しても困るのです。それではドーパミンの効果ではなく弊害になってしまいます。少しであっても、受容体が敏感でドーパミン効果が高くなりすぎても弊害が出ます。

アルコール依存症になりやすい人は、ドーパミン受容体が過敏になっていて、機能しやすいとも考えられています。そのドーパミン受容体をもっている人は、アルコールの快感を覚えると、その回路がつながりやすくなります。そしてドーパミン受容体がさらに機能しやすくなり、アルコールがやめられなくなってしまうのです。

この遺伝子をもっている人は、ギャンブルなどでも、ドーパミンが出やすいようです。ですから、アルコールでもパチンコ、競馬などのギャンブルでも依存症になる人というのは、一度快感を覚えてしまうと、ドーパミン効果が高いので、その行動がやめられなくなるわけです。

ニコチン依存についても、タバコがなかなかやめられないのは、ドーパミンが関係しています。ニコチンが結びつくアセチルコリン受容体の近くにはドーパミン受容体があって、ニコチンがアセチルコリン受容体に結びつくと同時にドーパミンも放出され、そのため快感を感じるからです。タバコを吸うたびに快感を感じるので、繰り返しそれを求めることになるわけです。

コカインやアンフェタミンなどの覚醒剤もドーパミン効果を必要以上に高めてしまいます。その結果、異常な興奮をもたらし、幻覚、妄想なども起こすことになります。コカインの場合には、ドーパミンのトランスポーターと結合してトランスポーターとしての機能を失わせ、脳内ドーパミンが再吸収できなくなってしまうのです。その結果、ドーパミン濃度が上昇して、ドーパミンが脳内にあふれてしまうからです。

ですから、ドーパミン効果といっても、何をして上げるかが問題になります。害になっては困ります。アルコールやギャンブルや覚醒剤では困るわけです。快楽を求めて依存症になってしまうのでは、健康的な生活、脳をよく働かせるのとは、反対になってしまいます。

◎報酬を期待することでドーパミンが出る

いまの話から考えていただければわかると思いますが、自分にとってプラスのこと、脳にとっていいことをして、ドーパミン効果が高くなればいいのです。

覚醒剤でおわかりのように、薬などで人為的にドーパミンを増やすのは非常に危険が伴います。生活の中で、プラスになることをおこなうことが必要で、勉強や仕事で自然にドーパミンが増えて、能率が上がる方がいいのです。

ドーパミン神経は、何か行動を起こすときに得られると期待する報酬の量と、行動した結果、実際に得られた報酬の量との差が大きいほど興奮するといわれています。そして、その興奮が強いほどシナプスのつながりがよくなるのです。ということは、期待していたよりも、大きな快楽が得られれば得られるほど興奮することになります。

このように快感を覚えるときに働く脳内回路を「報酬回路」といいますが、ドーパミンというのは、報酬応答によって報酬回路が強化され、流れやすくなるわけです。コカインなど依存性薬物は、この報酬応答行動を起こさせるのです。ギャンブルなどのビギナーズラックで、ギャンブルにはまっていくのも、そうなのでしょう。

このような報酬はその場の快楽です。人間にとって、その場の快楽も必要でしょう。もちろん、それが依存症になるようなものではなく、健全なものという前提ですが。しかし、できれば、もっと将来にわたるメリット、自分の人生を豊かにすることにつながる報酬であれば、さらにいいわけです。

たとえば、報酬がお母さんやお父さんにほめられること、成績がよくなることといったことで、勉強するという報酬応答行動に結びつけばいいわけです。あるいは、大人であれば、上司に認められる、昇給や出世という報酬が、いまの仕事を頑張るという報酬応答行動に結びつけばいいわけです。

もちろん、その場が楽しい、おもしろいという報酬もときには必要です。しかし、それだけでなく、やっているときは多少つらいとしても将来の大きな報酬に向かう行動で、ドーパミン効果が上がるようであれば、その人はかなり有意義なことができるということになります。

勉強でも仕事でも何でも、興味をもっておもしろくできるのなら、たぶんそのときにドーパミンが働いています。はじめは苦労が多くて大変だと思っていたことでも、やり続けているうちに、だんだんとおもしろくなるものです。そして、それが思いもかけないような成果に結びついたり、人から評価を受けたら、それが大きな報酬ということになります。そのときドーパミン神経が大きく興奮しているはずです。そして、その報酬回路が強化されれば、次にはシナプスのつながりがよくなって、そのことをやると、ドーパミンが出やすくなっているのです。

そうなれば仕事や勉強をすることがどんどんおもしろくなって、いっそう意欲が出ることになります。それによって、脳の活動が盛んになるのはいうまでもありません。

つまり、私たちが一生懸命に仕事をするのは、おもしろいということもあるかもしれませんが、それ以上に一生懸命に仕事をすれば、職場で認められるし、ひいてはそれが給料に跳ね返ってくるといった見返りがあるからです。お金という物質面だけでなく、ほめられる、認められる、楽しい、快楽があるといった、報酬があるということで、私たちはやる気が出るのです。

報酬を、人からもらえる、あるいは社会からもらえれば、ドーパミン効果が上がるのですから、人や社会から報酬がなければ、自分で自分に報酬を与えても効果があるはずです。「これができたら、こういうものを買おう」「ずっと見たいと思っていたコンサートに行こう」と、何かをなしとげたら、その報酬を自分で設定することで、ドーパミンを活用して脳の働きを活発にすれば、脳の働きをいい方向に向けることができるのです。

報酬回路を刺激するということでは、こんな話もあります。「プラセボ（偽薬）効果」ということはご存知だと思います。実際に効果のある薬ではなくても、それを本当に効果のある薬だと思って飲むと、効果が出ることです。

被験者に痛みを与えて、被験者には、実際に鎮痛効果のある薬か偽薬のどちらかを投与すると伝えて、実際には全員に偽薬（生理食塩水）を投与しました。投与する前に、被験者の鎮痛効果に対する期待度を検査して、投与後の効果、つまり痛みの緩和レベルを調査しました。

そして、脳内のドーパミンの分泌量を測定したのですが、鎮痛効果に対する期待度が大きいほどドーパミンの分泌量が多かったのです。さらに、痛みがやわらいだ（緩和レベルが高い）という人ほど、報酬予測で活動すると考えられている側坐核《そくざかく》が活性化していました（医学誌『Ｎｅｕｒｏｎ』で発表されたアメリカ・ミシガン大学のデヴィッド・スコット氏らの研究）。

つまり、ほんとうに効果があると思って飲んだ人ほどドーパミン神経が活性化し、実際に効果があったと思った人は、報酬回路が刺激されたというわけです。

このことが、痛み以外のすべてに当てはまるかどうかはわかりませんが、いい方向に期待することでドーパミン神経が活性化して、実際に効果があれば、さらにそれが強化されることになり、やる気も起こるということになりそうです。

◎やればやるほど脳は能率的に働くようになる

何でもやればやるほど、うまく能率的にできるようになります。それは脳のシナプスのつながりがよくなるからです。

シナプスのつながりがよくなるというと、脳の電気が伝わるのが速くなると思うかもしれませんが、伝わる速さは変わりません。どこが変わるのかといえば、無駄な伝わり方をしなくなるのです。

つまり、ある作業をするとき、慣れていないときには、脳は頑張って働きます。そのとき、脳のいろいろな部分が働いています。ということはシナプスはいろいろと回り道をするわけです。慣れると脳は省力化して、動かせばいいところだけに伝える、つまり、効率のいい伝わり方をするようになるのです。

ですから、数学でも国語でも、あるいはどういう問題でもいいのですが、できる人ほど、最短距離で伝わるので、回答を出すのが速いのです。神経回路のつながりに無駄がなく、記憶の形成や引き出しが効率よく行なわれているのです。そういう人ほど、脳の血流を調べると、一部の血流だけが反応しているのです。

いろいろな部分の血流が多い人は、神経回路がうろうろと回り道をしているのです。脳のあちこちの血流がいいほど、脳をそれだけ使っていることになります。脳をたくさん使っているほうが、いいように思われるかもしれませんが、それでは脳が疲れて、長時間使うことができないわけです。

同じ作業をするのならば、脳を省力化して使うのが効率的なのはおわかりでしょう。たとえば、勉強をするのに慣れていて、成績がいい子どもほど、脳を効率的に使えるようになっているので、長時間勉強しても疲れないし、それだけ勉強の効果も高くなるのです。逆に、勉強が不得意で、勉強嫌いな子どもは、少し勉強しただけで、脳に大きな負担をかけるので、ほんの短時間勉強するだけで疲れてしまいます。当然効果も低いですね。いよいよ勉強が嫌いになってしまいます。

何かを覚える、学習していくということは、脳をどのように効率よく使うかを覚えていくことです。何事でも、慣れないうちは時間がかかるのは仕方ないことなのです。しかし、それを繰り返すうちに脳はもっとも最短距離でシナプスをつなげるようになるのです。すると、短時間でできるようになります。

ですから、慣れないうちは時間をかけて、脳に負担を与えるのは仕方ないことなのです。それを続けることによって、脳は近道を覚えていくのです。はじめから効率よくできるわけではないのは、脳のこういう特徴があるからです。

勉強嫌いを直すのは、たとえはじめのうちは効率が悪くても勉強を続けていき、脳に負担を与え続けるしかないのです。はじめは一時間机に座っているだけでも苦痛でしょう。しかし、それを続けることで、二時間でも三時間でも続けて勉強できる脳の耐久力がついてくるのです。

何事もはじめは量をこなすことが大切だということもいわれますが、それは脳の特性からもいえることです。量をこなし続けることで、それまで二時間で疲れていたのが、三～四時間やっても疲れなくなるのです。当然、その時間の勉強の密度も高くなります。ですから、はじめから効率よくできるようになるなどと、要領のいいことを考えないことです。

◎シナプス強化で遺伝子をオンに

一般的な知能テストとして知られるＩＱの相関性は兄弟は六〇％ですが、一卵性双生児のＩＱの相関性は八五％と高いように、脳の働きに遺伝が大きく作用していることは確かです。しかし、遺伝だけで決まっているわけではなく、一般に考えられるように、遺伝と環境はおおよそ半分ずつといっていいと思います。いくら素質的に働きがいい脳をもっていても、遊んでばかりいたら、勉強もできるようになりませんし、頭も活性化しません。多少遺伝的な素質は低くても、脳をいつも働かせるような生活をすれば、能力はいくらでも発揮できるようになります。

四〇歳以降は、脳細胞が減ることはやむを得ないとしても、その減り方を少なくしたり、脳力を衰えないようにできるかどうかは、その人の生活次第で大きく変わります。できれば、いつまでも脳を最高に近い状態に維持したいものです。

そのためには、第一条件は、すでにお話ししたように体の健康を維持することです。遺伝子レベルのお話をすれば、生まれつき頭がいい人は、働きやすい遺伝子をもっている、つまり脳のシナプスがつながりやすいと考えられます。あまり働きのよくない遺伝子であれば、多少シナプスがつながりにくいわけです。

しかし、脳のシナプスは「長期増強」のことでお話ししたように、繰り返しおこなうことでつながりやすくなるわけです。

そのようにつながりやすくなって、遺伝子の働きがよくなることを遺伝子がオンになるといいます。それに対して、逆に働かなくなるのは遺伝子がオフになるわけです。たとえば頭が活発になるような、よい働きの遺伝子をオンにして、がん細胞を増殖するような悪い遺伝子はオフにできればいいわけです。

遺伝子がオンになるということは、シナプスが増えるということです。シナプスが増えて他の神経細胞と縦横無尽につながりやすくなると、それだけいろいろな部分も活動することになって、知的活動も活発にできるのです。

ですから、年齢とともに多少働きにくくなり、オフになりかかったりオフになってしまった遺伝子も、シナプスを強化してオンにすることができるのです。そのためには、やはり日常の学習しかありません。

年をとってもの覚えが悪くなったと思って、覚える努力をやめてしまったら余計に働かなくなってしまいます。それまで一度見ただけ、一度読んだだけで覚えたような記憶力のよかった人でも、年齢とともに記憶力が悪くなるのは仕方ないことです。それなら、二度、三度、それでも覚えられなかったら、もっと覚える努力をすればいいのです。

普通であれば若い頃は三〜五回繰り返せば英単語など、覚えられます。しかし年をとったら、それが一〇回になっても仕方ないのです。覚えようとすれば、覚えられるものです。それでも覚えられなかったら、さらに繰り返せばいいのです。それを続ければ、覚えるまでの繰り返し回数が減ってくるはずです。それは脳のシナプスのつながりがよくなるからです。また、すでにお話ししたように、海馬では神経細胞が増えることもあるのです。

脳は怠けるとなると、どんどん怠けてしまうのです。すると、当然全然使わない遺伝子はスイッチがオフになっていくと考えられます。そこの細胞は血流が必要ないのですから、血液が回らなくなり、細胞が死んでいくことになります。

ですから、昔はもっと早く覚えられたなどと嘆いていないで、すでにお話ししたように、多少、脳に苦労させてどんどん働かせることです。それによって、脳はまた省力化をするので、速くシナプスがつながるようになるのです。それは若い人でも同様で、日頃脳を使わないと、どんどん使えなくなってしまいます。ボケないまでも働かない脳になってしまいます。

苦手になったら、それを避けるのでなく、逆に鍛えることです。

第7章

性格とストレス

◎性格と頭の働きは関係がある

性格と頭の働き、寿命などはどのような関係があるのでしょうか。

普通考えてみれば、何事もくよくよと悩みやすい、ストレスをためこみやすい性格の人は病気になりやすく、長生きもできないと想像するでしょうし、逆に楽天的な人は、人生を楽しみ、長生きできると想像するでしょう。

性格については古典的にはクレッチマーが体格と気質を関係づけて、循環質タイプ、分裂質タイプ、偏執質タイプ、顕示質タイプ、粘着質タイプ、神経質タイプと六つに分けたのが有名ですし、またユングは外向、内向と大きく二つのタイプに分けて、さらにそれぞれ思考、感情、感覚、直感の四タイプに分類して、その組み合わせで、外向思考、外向感情……、内向思考、内向感情……などと八つに分類しています。

新たなものでは、人間の性格と脳内物質と関連づけて分類した有名なテストがあります。約二四〇問の設問がアトランダムに並んでいて、それぞれの問いに「イエス」「ノー」で答えていって、あとで集計してそれぞれの傾向の点数を出して、自分がそれぞれの性格傾向が、どの程度強いか弱いかを知ることができるというものです。

本書で、そのテストをすべて紹介する余裕はありませんが、どういう分類をしているのかについて、簡単にお話しすることにしましょう。大きく七つに分類され、「持続（粘り強いかどうかの傾向）」以外はさらに細かく分類されています。

たとえば同じように「新奇性追求（好奇心が強いかどうかの傾向）」としても、それがさらに「探究心が強いか」「衝動性が強いか」「浪費傾向が強いか」の三つに分けられ、好奇心の強さの方向性が違うわけです。好奇心の強さがプラス方向に向けば、たしかに探求心が旺盛で新たな勉強や仕事などに意欲的に取り組むことに結びつくのですが、一方それがマイナス方向になれば、衝動的になったり、浪費や無秩序な行動などに結びつくことにもなるというわけです。

その傾向があっても、それがいい方向に出るか悪い方向に出るかどうかなどを含めて、さらに細かく分かれているわけです。そしてこのテストの特徴は次に紹介するように、一～四までが遺伝的な要素の強い性格、五～七が後天的につくられる性格だということです。

◎遺伝的な性格と後天的な性格

それでは、それぞれの傾向がわかるような代表的な質問事項（イエスであればその傾向がある）を一つ上げて、その分類を紹介しましょう。

〈遺伝的な性格〉

（一）新奇性追求（好奇心が強いかどうかの傾向）

①「探求心」

何かをするのに、それまで人がやった方法ではなく、できれば新しい方法でやりたい

②「衝動」

ものごとを深く考えずに本能や予感や直感に従うことが多い

③「浪費」

お金をためるよりも使うほうが好きだ

④「無秩序」
取り決めや規則などに縛られずにものごとをすすめるほうがいい
（二）損害回避（神経質であるかどうかの傾向）
①「予想懸念・悲観」
将来のことに対して、うまくいくと思うよりも心配する傾向がある
②「不確実性に対する恐れ」
慣れないことに緊張したり、あがったりしやすい
③「人見知り」
初対面の人やあまり親しくない人とはできるだけ会いたくない
④「易疲労性・無力症」
何かをするとすぐに疲れ、人よりも疲れやすいと思う
（三）報酬依存（人柄が温かいかどうかの傾向）
①「感傷」

感情に訴えられると弱い

②「愛着」

一人で孤独にいることに耐えられない

③「依存」

自分のやり方が人に好かれるかどうかがいつも気になる

（四）持続（粘り強いかどうかの傾向）

人があきらめても、あきらめずに持続してやるほうだ

〈後天的につくられる性格〉

（五）自己志向（自立心があるかどうかの傾向）

①「自己責任」

何があっても、周囲の状況や環境の犠牲になったと思うことはない

②「目的指向性」

目標に向かって、日々いろいろな方法で努力している

③「臨機応変」

処理できない問題などは、まずないと思っている

④「自己受容」

人と比べて、「自分が……（たとえば頭がよかったら）だったらよかったのに」などと思うことはない

⑤「啓発された第二の天性」

繰り返し実行してきたことによって、自分にはよい習慣が形づくられ、「第二の天性」になっていて、それが、ほとんど自発的な行動になっている

（六）協調性（協調性があるかどうかの傾向）

①「社会的受容性」

人はそれぞれ違う考え方をするものだと思うし、それはそれで受け入れることができる

②「共感」

自分の気持ちばかりでなく、他人の気持ちを考えることが多いと思う

③「協力」
できるだけ人と協力しようとするほうだ
④「同情心」
たとえ自分に敵対した人であれ誰であれ、人が苦しんでいるのを見るのは嫌だ
⑤「純粋な良心」
それをすれば自分が得をする、成功するとわかっていても、それによって友人の信頼を失ったり、自分の価値観に反したりすることはできない

（七）自己超越性（神秘的なものにひかれる傾向）
①「霊的現象の受容」
科学的に説明できないような出来事に魅力を感じるし、奇跡は起きるものだと信じている
②「自己忘却」
自分のしていることに熱中しすぎて、自分がどこにいるのか忘れてしまうことが多い

③「超個人的同一化」
自分の周りにあるすべてのものとの強い一体感を感じたり、自分が生命の源である霊的な力の一部であると感じたりすることが多い

このテストによれば、「好奇心が強いこと」「神経質なこと」「人柄が温かいこと」「粘り強いこと」などは遺伝的に決まっている要素が強いというわけです。

◎性格と脳内物質との関係

この説を立てた人は、脳内物質として代表的なセロトニン、ドーパミン、ノルアドレナリン三つと性格を当てはめてみたそうです。そして、その後、いろいろな研究者によって調べられ、脳内物質と性格はたしかに関係があるのではないかと推測されています。つまり、それが遺伝的に決まる要素ということです。

その関係はといえば、「新奇性追求」はドーパミン、「損害回避（神経質）」はセロトニン、「報酬依存」はノルアドレナリンに関係しているのではないかと見られています。も

うひとつ「持続（粘り強いかどうかの傾向）」については、関係ある物質はわかっていません。

本章で取り上げるのは、性格と脳の働きの関係です。問題なのは、遺伝性の強い性格ですが、その中で生まれつき（一）の「新奇性追求（好奇心が強いかどうかの傾向）」が強ければ、脳が健康で長く能力を発揮し続ける要素になりそうです。

逆に、生まれつき、（二）の「損害回避（神経質であるかどうかの傾向）」の傾向が強いと、神経質でストレスが強くうつになったりして、脳の働きが早く悪くなりそうです。「新奇性追求」のドーパミンは快楽に関係する脳内物質であり、それが好奇心や集中力などとも関係することはすでにお話ししました。

しかし、人間の場合、何に好奇心を抱くようになるかは、経験が大きくかかわってきます。たとえば、野球を見たこともないという環境に育ったとしたら、野球に興味を抱くことはありません。

持続ということについてはどのような遺伝子とかかわりがあるかわからないのですが、推測すればドーパミンが動いて、それが出るようなことでは、持続するのですから、これもドーパミンと関係しているかもしれません。

ひとつのことをはじめたら長く続けることができる人と飽きてしまってすぐにやめてしまう人がたしかにいます。長く続けることができる人はそれにはまってしまっているのです。それは好奇心が持続して、ドーパミンが出続けるということです。

飽きっぽい人は、たまたま持続するほど好奇心を強く抱けることが見つからないのかもしれません。好奇心があってやってはみるけれど、実際はたいしておもしろいと思わないのでしょう。その場合は、いろいろなことを幅広く経験すれば見つかる可能性もあります。好奇心がまったくなければ、はじめからやろうとは思わないでしょう。

遺伝的にドーパミンが出やすい性格であることも大切ですが、環境の要素も大きいということです。どうも自分は好奇心が弱いようだと思われるのならば、新たなことに興味を抱いたり挑戦するように心がければ、それで変わるはずです。

心の病になると、脳の働きも悪くなります。私たちにもっとも身近な心の病気はうつ病です。うつ病については、いまもっとも効果がある薬といわれているSSRI（セロトニン再吸収阻害剤　薬品名ルボックス、パキシル、ジェイゾロフト、レクサプロなど）はセロトニン神経に働きかけるものです。それは脳内のセロトニントランスポーターという再吸収口に結合するので、シナプス間隙のセロトニンを高濃度に保つという効果があるのです。

この薬の効果から、うつ病の多くがどうやらセロトニン不足によるものらしいとわかったのです。うつ病にも、ノルアドレナリンやドーパミン不足状態から引き起こされると考えられるものなど、いろいろな要因があるので、すべてのうつ病に効くわけではありませんが、かなり効果が高いのです。

さらに、セロトニンが不足すると、怒りを抑えられなくなり、暴力的になります。それだけでなく、暴力的になるのは、ノルアドレナリンや男性ホルモンなどが上昇しているのですが、セロトニン濃度が保たれていれば、ノルアドレナリンの暴走もコントロールできるのではないかという説もあります。

このようなことから、人の感情や性格傾向は、ドーパミン、セロトニン、ノルアドレナリンといった物質とかかわっていることがわかってきたのです。

感情の動き方が変われば、性格傾向も当然変わってきます。そして、脳の働きも当然違ってくるというわけです。

◎ストレスがかかると体と心はどのような反応をするか

性格との関係でもっとも問題になるのは、ストレスの受け止め方です。ストレスが強いほど病気になりやすくなったり、寿命が短くなるというのは、いろいろな研究があります。

基本的に、あまりストレスを感じないリラックスタイプの性格の人は長生きできるようです。些細なこともストレスと感じ取ってしまったり、そのストレスを長引かせる人は、健康を害したり、頭も働かなくなったりするのです。

オポッサムという小さなネズミがいますが、普通はその寿命は一年半くらいです。このオポッサムを、それを餌としているキツネなど天敵である捕食者がいない島に放すと、寿命が一・五倍に延びたという報告もあります。

オポッサム自身は、捕食者のいない島に来たということは知らないのですが、生命の危険にさらされるストレスから解放された生活を送ることになって、長生きできたのです。

狩猟時代は人間もつねに生命を脅かされるような外敵の中にいましたが、現代では、人間を餌にする捕食者はいません。直接生命を脅かされたりするようなストレスからは解放されています。しかし、文明が進んだ現代では、仕事や人間関係など、また違ったストレスにさらされるようになっています。

それでは、ストレスがかかると、どうなるのでしょうか。かなり研究が進んできて、ストレスがかかると、どのようなホルモンが出て、どのような回路で、脳や体に影響を与えるかがわかっています。

ストレスがかかると、脳の視床下部から「副腎皮質刺激ホルモン放出ホルモン」（CRH）というホルモンがまず出ます。すると、脳下垂体から「副腎皮質刺激ホルモン」（ACTH）の分泌を促します。さらに、このホルモンが副腎皮質に刺激を与えて、「コルチゾール」というストレスホルモンを出すのです。

つまり、視床下部→脳下垂体→副腎皮質という流れがストレス回路といわれるもので、英語で視床下部を「Hypothalamus」、脳下垂体を「Pituitary」、副腎皮質を「Adrenal」というので、それぞれの頭文字の「H」「P」「A」をとって「HPA軸」といいます。

ストレス反応が起こるのは、たとえば外敵に出会ってしまったときにいち早く逃げたり、戦う姿勢をとるためで、基本的に体を守ろうとする反応です。しかし、それが繰り返されたり、長く続くと、いろいろな病気の引き金になります。

コルチゾールは血糖値を上昇させ、ナチュラルキラー細胞を抑制するなど免疫力を落として、がんを悪化させたりします。

さらに交感神経を興奮させて、副腎髄質からアドレナリンを分泌させます。交感神経と副腎髄質はつながっていて、交感神経が興奮すると副腎髄質のアドレナリン分泌を増やします。

そのため、血管を収縮させ血圧を上昇させ、血液を固まりやすくし、胃の粘膜の血流低下なども招きます。アドレナリン分泌は一時的なものですが、こうしたことがたびたび起こると、当然、十二指腸潰瘍、心筋梗塞、脳梗塞などにもなりやすくなります。短気ですぐに怒りやすく、いつも怒ってばかりいるといった人が脳卒中などになりやすいのは、そのためです。

ですから、ストレスというのは、たんに精神的な問題だけでなく、体にも響いてくるのです。

◎ストレスホルモンを出にくくするには？

ストレスを強く感じて、病気になりやすい人は、まじめで几帳面な人です。ことにうつ病などになりやすいといえます。さきほどの分類の「損害回避」の神経質な人です。同じ程度のストレスを受けても、神経質な人ほど、ストレス回路をいつまでも動かし続けて、体を傷めることになります。それについては、さきほどお話ししたように、遺伝的な面が大きいわけですが、だからといって、自分でその性格を変えられないわけではありません。

いつも規則正しく、一定した生活をするほうがいいと思うかもしれませんが、むしろ自分で緩急をつけた生活を試みるほうがいいといわれます。まじめな人は、「こうしなければならない」などと、それができないとかえってストレスになってしまいます。ですから、ときには少し休むことが必要なのです。

ときに、手抜きをすることがストレスを溜めないためには必要だというわけです。手抜きができない性格の人がストレスを溜めやすいのです。「まあ、このへんでやめておこう」という適当さが必要なのです。

これをいつまでにやらなければ、などと強く思いすぎると、ストレスを受けやすいのです。ですから、このへんで適当にやめておこうというほうがいいのです。

また人にも気をつかわなければ、ストレスも少ないわけです。すでにお話ししたように、一〇〇歳まで生きた人というのは、ものごとにこだわらず、自由気ままで、多少自分勝手な生活をしてきたようです。

ですから、一般にはある程度えらくなって、人が気を遣ってくれる立場になれば、人に気を遣わないで済むわけです。そうでなくても、自分勝手に振る舞えれば、それはそれでいいのですね。人に気を遣わないですめば、ずいぶんとストレスは少なくなるでしょう。

◎神経質な人は損をするだけか

たしかに生まれつき神経質な人はストレスを受けやすいということでは、損をするといえるかもしれません。しかし、遺伝のレベルで考えると、もしそれにメリットがなければ、進化の中で滅びてきたはずなのです。

好奇心の強い「新奇性探求」と神経質な「損害回避」の性格は対照的ですが、好奇心の強い人が危険なところでもどんどん入り込んだり、これまで食べたことのない食べ物を食べたりして、新たなところを開拓したり、新しい食べ物を見つけたりすることに役立ってきたのでしょう。しかし、そのおかげで命を落とすことも多かったでしょう。

それに対して、神経質な人は慎重ですから、そんな危険がありそうなことはせずに、これまでどおりのところで、これまでどおりの食べ物を食べるといった生活だったのでしょうね。ですから、できるだけ命を落とすような危険なことをせず、そして、女性や子どもを守ってきたということもできるわけです。

統合失調症でも色覚多様性でも、いまだに人類の中で何%かの確率で出てくるのは、その遺伝子をもっていることで、何らかのメリットがあるからと考えられるのです。統合失調症では、普通の人がわからないような敏感な感覚があって、普通ではキャッチできないような未来の危険を察知する能力があるともいえるのです。

また色覚多様性でも赤緑色覚多様性、青黄色覚多様性など、いろいろありますが、そういう人は、普通の人が区別がつかないようなもの、たとえば黒のバックに濃い青色などがあると、区別がつかないのですが、それを区別できるのです。それはジャングルなどで危険を察知するために必要な能力だったのではないかと、考えられるわけです。

ですから、現代社会では適応しにくいものになっていたとしても、これまでの人類の進化の中で必要があって、そうした能力がいまも残っていると考えられるわけです。

まったく不必要なものであったら、淘汰されていくことになりますが、いまも残っているというのは、人類全体を考えたときに、わずかであっても、そういう普通の人とは違う能力のある人が必要だということが考えられるわけです。

問題は、いまの社会では適応しにくくなっているということです。神経質な人は、人類全体の中で、いまでもかなり多いのですから、人類全体のことを考えたら、かなりの割合で必要だということなのでしょう。そして、それにはそれだけのメリットがあると考えられます。

そう考えれば、神経質な人、悲観的な人は、好奇心旺盛な人、楽天的な人よりも、ものごとに慎重で、大きな失敗がない、危険なことには近づかない、ということでは健康で長生きする可能性もあるわけです。ですから、そのようなよい面は生かしながら、ストレスを受けやすいというデメリットがあるならば、それに対してうまく対処していくようにすればいいのです。

たとえば、嫌なことがあったときには、自分の好きな趣味をする、旅行するなどでうまく気分を切り替えるだけで、だいぶ楽になることはあるものです。一時的なものであれば、それで気分を切り替えることができます。ただし、ずっと続く人間関係のストレス、職場環境のストレスとなると、なかなか難しいものです。

ストレスのもとになっているのが、ある人間であるなら、その人間から離れることができればいいし、職場環境や仕事そのものがストレスを大きくするのなら、職場を替える、仕事をやめて別の仕事に就けばいいわけです。それがストレスを根本的に解決することになるのですが、生活があるので実際にはそうするのが難しいわけです。

そんな場合は、何も考えないように体を動かす、運動をするというのが、ある程度効果はあると思います。定期的に運動をすることで、時々ストレスを解消し、それが体と脳の健康にもつながるのですから、一石二鳥です。それによって、たとえストレスのもとになるような人と一緒に仕事をしなければならないとしても、あまり感情に動かされないようになれば、いいのです。感情を切り替えるためには、自分の気持ちを何とかしようと頭で考えるよりも、体を動かしたほうが効果があるものです。

◎いつまでもやる気を失わない生活を

いまは六五歳定年が主流となりつつありますが、少しずつ定年の年齢が伸びています。六五歳定年でも本人が働きたかったら、嘱託などで七〇歳まで働ける会社が増えています。

少子高齢化がどんどん進めば、いまの若い人たちが定年を迎える頃には、七〇歳又は七五歳定年が実現しているかもしれません。

それでは、高齢になってもいつまでも現役で仕事をしていたほうがいいのか、ある一定の年齢で仕事をやめてリタイアして趣味など好きなことをして暮らしたほうがいいのか、というのも一つの問題です。

すでにお話ししたように高齢でも仕事をしていたほうがいいようです。一般に仕事をしていたほうが健康にいいといわれるのは、一つには社会とかかわっているということで、やりがい、生きがいに結びついているだけでなく、体も動かすことになります。また仕事をしていれば、いろいろな人間関係があります。人間関係はたしかにストレスにもなりますが、脳を活性化させますし、生きていくうえでの支えにもなります。

ボケずに長生きするためには、やる気が大切ですが、仕事を続けているということは、やる気があるということですね。やる気のない人はやはり早死にするでしょうし、もっともっと何かやろうとしている人は、やはり長生きしています。

気力の低下が起こるもっとも大きな原因は、病気など体の不調です。ですから、まずは体の健康が大切です。健康でなければ、何かをやろうとする気力も起こりません。

ですから、頭をよく働かせようと思ったら、まず若いときから体を鍛えておくことが大切だということになります。

伴侶や親など身近な人の死や家庭の不和などは、気力を失わせるものです。しかし、身近な人の死などは、誰にでも起こることですし、自分で変えようもありません。

自分でできることとなると、自分の体や脳をいかによい状態に保つかということです。そのためにも、身近なことを一人できちんとできることは、若い人にとってもですが、高齢者にとって、さらに大切です。

ここまで読み進めていただけば、脳と体によい生活は、すでに第1章で一〇の法則としてまとめてある通りであることが、科学的にも裏付けられていることがおわかりだと思います。
日常の生活習慣に注意すれば、誰でもがいつまでも若々しく、脳もフルに力を発揮できるようにすることができるのです。

◎最後のまとめと若い人への伝言

ここまでに、老化を防ぐには毎日行っていること、すなわち運動と食事が健康な老化に一番大切であることをお話ししてきました。週何回かの運動、野菜を大目の食事に加えて十分な睡眠と活発な精神活動が大切なのです。加えて、タバコはだめ、酒は少量、そしてコーヒー・お茶は大丈夫というのがまとめになります。

私たちの脳は母親の胎内で形成されます。ということは、私たちの人生の源は母親の食事から、ということになります。また、神経細胞は生後一年までにほぼその数も決まります。ということは、妊娠中の薬物摂取（タバコや酒）、ストレス、そして生後の栄養補給が脳全体の基盤を形作る大切な要素になります。皆さんに知っていただきたいのはここからで、実はつくられた神経細胞は、無作為に隣に多くの神経と回路をつくるのですが、それが一〇歳までに、大切なものだけを残して刈り込まれます。ここに学習が関わることがわかっています。つまり、どうでもいいようなつながりは排除し、大切なつながりだけが残っていくのです。一〇歳までの学習経験がいかに大事かを物語るデータです。その後、七〇歳になるまで、その数は変わりません。

これを聞いて、もう遅い、とがっかりする方はいなかったでしょうか。是非、若い人たちにお知らせください。また私たちの神経細胞は、成人になっても少ないながらも新しく作られる部分もあります。これを新生神経細胞といい、使わなければすぐ失われますが、粘り強く、努力が必要な課題を行うと失われず、長く保持されることもわかっています。健康な生活には不断の努力が必要なのです。

あとがき

老化は、すべての人がもつリスクです。すべての病気の中で、人間である限り一〇〇%のリスクがあるものは、老化しかありません。生物である限り避けることのできない老化を回避し、健康的な生活を送るためには、若いときからの積み重ねが必要です。知能が高い人ほど老化しないという言葉は、肝に銘じておきましょう。

本書で私は、長い研究者生活で得た老化に打ち克ついくつかの方法を述べました。多分これが最新のしかも最良の方法であることは間違いありません。

しかし世の中にはさまざまな情報が氾濫しています。たとえば、「〇〇に効果がある」といった栄養補助食品が次々と売り出されています。また、「こんな健康法が若さを保つ」といった情報がテレビなどマスコミを通じて毎日のように紹介されています。そんな情報洪水の中で、賢い人は、ポリフェノール、アスタキサンチン、βカロテン、オルニチン、イミダペプチドなどは、日々の食事中に十分入っているにもかかわらず摂取する必要があるのだろうかと、まず疑うことからはじめますが、そうでない人も多いことも事実です。

自分の健康は自分しか守るものがいないということを十分考えて、これからの長い人生を送っていくことにしましょう。

そのためには、まず、ほんとうのことを知ることが大切です。遺伝子がかかわる病気の素因のこと、運動の大切さ、ストレスが体に及ぼす影響、などはぜひ知っておいていただきたいと思います。

私の専門であるアルツハイマー病のことはかなり詳しくご説明しましたが、十数年前まで治療もできないと思っていた難病も、もはや完全治療も夢ではない時代に入ってきたのです。

また本書では、皆さんに無視されがちな運動と脳の関係について、かなりページを割いたつもりです。軽い運動を続けることこそ、健康で文化的な生活を持続させる基本なのです。皆さんの性格や意欲が老化を防ぐ可能性についても、二つの章で説明しました。誰でも均等に老化するのではありません。意欲的な生活は老化を防ぎ、目標をもって生きることは非常に大切なことになります。

最近の研究では、なぜ意欲が出てくるのか、神経の伝達はどういうメカニズムで速くなるのか、などということまで明らかになっており、もうすぐ知能の分子基盤が明らかになるのは間違いありません。とすれば、賢い人だけが長生きする時代に入ってきたということになります。

二十一世紀が生命科学の時代といわれているのは、分子生物学の手法によって人間の解明が現実に可能になってきたからであり、その恩恵を受けるのは読者の皆さんだけなのです。

本書をお読みになって、このままの生活を続けていったときのご自分の身体のことと、何らかの生活を変えていったときの健やかな老化を比較してみてください。自分の命は自分で守る、というのは戦争のときの標語ではありません。そのような意識の人が多い国こそ、二十一世紀のリーダーとなるべき運命にあるといえるでしょう。

さて最後になりましたが、本書の企画・編集にあたっては、出版プロデューサーの荒井敏由紀さんとワック出版局に大変お世話になりました。心より御礼申し上げます。

平成二十九年十一月

石浦章一

本書は、弊社より二〇〇八年三月に発行された『いつまでも「老いない脳」をつくる10の生活習慣』に加筆をし、改題した新版です。

石浦章一（いしうら・しょういち）

1950年、石川県生まれ。東京大学教養学部基礎科学科卒業、東京大学理学系大学院修了。理学博士。国立精神・神経センター神経研究所、東京大学分子細胞生物学研究所、東京大学大学院総合文化研究科教授を経て、現在、同志社大学特別客員教授。東京大学名誉教授。専門は分子認知科学。難病の解明をライフワークに、遺伝性神経疾患の分子細胞生物学研究をおこなっている。著書に、『新版　脳内物質が心をつくる』『遺伝子が明かす脳と心のからくり』『生命に仕組まれた遺伝子のいたずら』（以上、羊土社）、『IQ遺伝子』（丸善）、『「頭のよさ」は遺伝子で決まる⁉』（PHP新書）、『脳学』（講談社）などがある。

「老《お》いない脳《のう》」をつくる

2017年12月30日　初版発行

著　者　石浦　章一

発行者　鈴木　隆一

発行所　ワック株式会社
東京都千代田区五番町4-5　五番町コスモビル　〒102-0076
電話　03-5226-7622
http://web-wac.co.jp/

印刷製本　図書印刷株式会社

ISBN978-4-89831-769-3